主编单位
河南中医药大学
全国卫
中关村·
中华中医

未病分会
盟
畿豫医工作室

中医养生未病图解 刮痧

图解

总主编　周运峰　杨建宇

主编　周运峰　杨建宇　王单一

河南科学技术出版社
·郑州·

图书在版编目（CIP）数据

中医治未病养生有道全图解.刮痧/周运峰,杨建宇,王单一主编.—郑州:河南科学技术出版社,2019.1（2019.8重印）

ISBN978-7-5349-9127-1

Ⅰ.①中…Ⅱ.①周…②杨…③王…Ⅲ.①刮搓疗法－图解Ⅳ.①R24-64

中国版本图书馆CIP数据核字(2018)第022852号

出版发行：河南科学技术出版社
　　　　　地址：郑州市郑东新区祥盛街27号　邮编：450016
　　　　　电话：（0371）65788613
　　　　　网址：www.hnstp.cn
策划编辑：马艳茹　高　杨　吴　沛
责任编辑：吴　沛
责任校对：董静云
封面设计：张　伟
版式设计：孙　嵩
责任印制：朱　飞
印　　刷：郑州环发印务有限公司
经　　销：全国新华书店
幅面尺寸：720 mm×1020 mm　1/16　印张：10　字数：135千字
版　　次：2019年1月第1版　　2019年8月第3次印刷
定　　价：28.00元

"中医治未病养生有道全图解"系列丛书

总　主　编：周运峰　　杨建宇

主编单位：河南中医药大学

全国卫生产业企业管理协会治未病分会

中关村炎黄中医药科技创新联盟

中华中医药中和医派杨建宇京畿豫医工作室

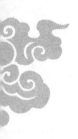

中医治未病养生有道全图解·刮痧

作者名单

主　编：周运峰　　　杨建宇　　　王单一

副主编：马莉娜　　　陈　燕　　　徐春军

编　者：周晓柯　　　姚静静　　　姜丽娟

　　　　寇秋爱　　　李　宏　　　李晓屏

　　　　王　影　　　杨洪娟　　　汪栋材

　　　　商洪涛　　　童安荣　　　缪东初

序

中国传统医药学是中国对世界人民的贡献之一，它不但庇佑中华民族的繁衍生息，而且对世界各国人民的健康也做出了巨大的贡献！今天，全世界的中医药人，携手共进，努力前行，就是要使中国医药学成为世界共享医学，为全人类的健康事业再度做出辉煌的贡献！这也许就是我们的中医梦，振兴中医、复兴中医之梦！也是中华民族乃至全世界人民的健康梦！

党中央、国务院十分重视人民群众健康水平的提高，对中医药学的发展给予了大力支持，在全社会开展健康提升大工程。值此，全国卫生产业企业管理协会治未病分会副会长、河南中医药大学周运峰教授提出：治未病分会应该有所作为！建议由其领导的重点学科与治未病分会的专家们一起，编写一套对中医治未病从业医生和养生服务人员有学术参考价值的技术性、适用性书籍。同时，这套书要让大众看得懂、学得会、用得上，可以服务于大众，提高大众的健康水平。这个提议顺应时代要求，符合国家政策，又是百姓所需，得到了全国卫生产业企业管理协会及治未病分会的称赞和积极响应。在治未病分会秘书处王春旺、蒋大为两位副秘书长的具体协调下，经过河南中医药大学有关专家和治未病分会的部分专家的不懈努力，终于完成"中医治未病养生有道全图解"系列丛书。本套丛书共7本，图文并茂，可供专业人士参阅借鉴，也适合大众阅读，既可以传播治未病养生知识，又可以为治未病养生学科规范建设和健康中国建设贡献力量！

本套丛书分艾灸卷、刮痧卷、经穴妙用卷、按摩卷、脐疗卷、敷贴卷、拔罐卷等，内容均为治未病养生之常用适宜技术。其中有些表述及手法，可能与某些专家的有些差异，但并不影响知识和技术的传播。毋庸置疑，本套丛书也一定不是治未病与养生技术的全部或大部，学海无涯，我们仍需不断学习和探索。

本套丛书是各位参编的医学专家、养生专家不懈努力的结果，由于时间紧、任务重，以及专家们的学识与资料有限，书中可能会有不妥之处，希望广大读者与专家多多批评指正！

　　老习惯！在每次讲课或有关文稿的最后，我都会用"中医万岁！"这一口号作为结束语。"中医万岁！"是我的恩师、国医大师孙光荣在21世纪初针对有人妄想让中医退出医学主流而针锋相对地提出的振奋人心的口号，其含义有二：其一，肯定了中医药经过几千年的发展，经历了无数临床实践而证明了中医药学的正确性！肯定了中医药几千年来对庇佑中华民族繁衍生息的巨大历史贡献！其二，振奋了中医药人的行业自信和理论自信，预示中医药一定会大发展、大繁荣，持续发展下去。而今天，我作为孙老中和医派之掌门人、学术传承人，有义务、有责任把"中医万岁！"之口号及其所包含的思想和概念传承下去，以鼓励和振奋中和医派乃至整个中医界之志士仁人。"中医万岁！"也是衷心祝愿每位中医健康长寿！

杨建宇　明医中和斋主　京畿豫医

（全国卫生产业企业管理协会治未病分会会长

中华中医药《光明中医》杂志主编

《中国中医药现代远程教育》杂志主编）

目 录

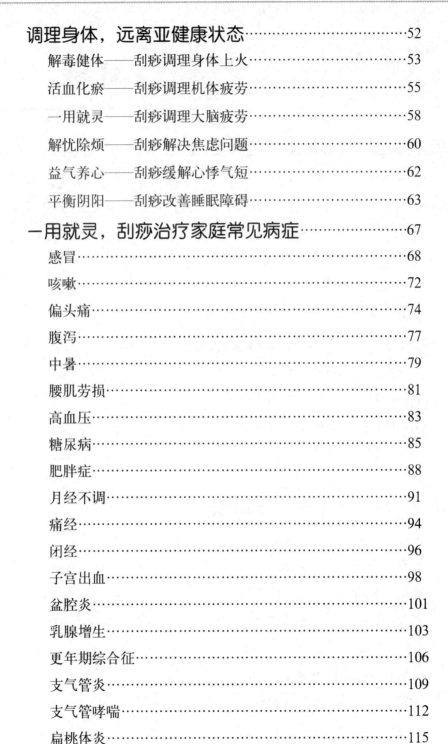

简单实用，刮痧是最好的养生法

安全高效——刮痧养生的作用

刮痧养生的优势在于安全高效，不仅对疾病有治疗作用，还能防患于未然，有预防保健的作用。刮痧可以刺激人体的经络穴位，通过经络的作用，对机体进行整体的调控。刮痧促使体内的代谢产物排出体外，从而达到预防和治疗疾病的目的，并增强人体的免疫力。刮痧能及时将体内代谢的垃圾和毒素刮拭到体表，使体内的血流通畅，脏腑功能得到改善和调整，恢复平衡。

一、活血化瘀，调节平衡

刮痧可调节肌肉的收缩和舒张，使肌肉组织之间的压力得到调节，促进刮拭组织周围的血液循环，从而促进新陈代谢，起到活血化瘀的作用。刮痧对内脏功能有明显的调整平衡的作用，而且这种作用是双向的。例如，肠蠕动功能亢进的患者，在腹部和背部相关部位刮痧，可使肠道的过快蠕动受到抑制，身体恢复正常；肠蠕动功能减退的患者，同样可以用刮痧促进肠道蠕动加快到正常水平。

人体的各个脏器发生病变时，会影响全身的机能平衡。刮痧通过各种刺激作用于体表的特定部位，可以对失常的脏器功能加以调整，促进疾病痊愈。例如，用刮法、点法、按法刺激内关穴，可调整冠状动脉血液循环，使心绞痛患者的心肌收缩力增强，心输出量增加，增加血氧供给。又如，用刮法、点法、按法刺激足三里穴，可对垂体、肾上腺髓质功能起到良性调节作用，提高免疫能力和调整肠运动。

二、通筋活络，减轻疼痛

疼痛是人体的自然保护反应，身体有了疾病后，相关的肌肉附着点和筋膜、韧带、关节囊等软组织受到损伤，就会发出疼痛信号，使身体处于紧张状态。然而，如果不找出疼痛原因、及时治疗，损伤的身体组织会进一步受伤害，身体不断发出疼痛信号，引起新陈代谢障碍，进一步加重疾病。中医理论认为，不通则痛，身体有了疼痛则肌肉必然处于紧张状态；肌肉紧张也必然引起疼痛，二者互为因果。刮痧可以使紧张的肌肉得以松弛，疼痛和压迫症状明显减轻或消失，有利于病灶的修复。

三、行气活血，排除毒素

气血的传输对人体起着重要的作用，刮痧作用于肌表的相关腧穴，使经络通畅，气血通达，全身气血通达无碍，局部疼痛得以减轻或消失。刮痧使皮肤出痧，局部组织高度充血，血管神经受到刺激使血管扩张，血液循环和淋巴循环加快，增强局部血液供应而改善全身气血循环，调节身体的内分泌平衡，增加机体的抵抗力。这个过程使体内废物、毒素加速排出，组织细胞得到营养，从而使血液得到净化，可以减轻病势，促进康复。

养生探秘——刮痧为什么能治病

刮痧能够治病的奥秘在哪里，为什么简单的刮皮肤就能治病呢？这要从刮痧的原理说起。刮痧是中医非药物疗法中重要的组成部分，属中医外治法范畴。刮痧的原理是根据中医经络学说的皮部理论，运用特定的手法刺激经络，使局部皮肤发红充血，从而起到醒神救厥、解毒祛邪、清热解表、行气止痛、健脾和胃的功效。

一、痧症的机制

古代医生对刮痧的机制进行了不少探讨。明代医学家张凤逵的《伤暑全书》，具体描述了痧症的病因、病机、症状。他认为，毒邪由皮毛而入的话，就可以阻塞人体的脉络，阻塞气血，使气血流通不畅；毒邪由口鼻吸入的时候，就阻塞络脉，使络脉的气血不通。这些毒邪越深，郁积得越厉害，发病就越剧烈。这种情况可以用刮痧放血的办法来治疗。运用刮痧疗法，将刮痧器皿在表皮经络穴位上进行刮治，直到刮至皮下出血，凝结成米粒样的红点为止。通过发汗使汗孔张开，痧毒随即排出体外，从而达到治愈疾病的目的。

从现代医学观点来看，刮痧是消除疼痛和肌肉紧张、痉挛的有效方法。痧是皮肤或皮下毛细血管破裂，是一种自然溶血现象，易出现在经络不通畅、血液循环较差的部位，它不同于外伤瘀血、肿胀。相反，刮痧可使经络通畅，加强局部循环，使局部组织温度升高，瘀血、肿胀吸收加快；同时在用刮痧板为工具配用多种手法的直接刺激作用下，提高了局部组织的痛阈，疼痛为之减轻。所以刮痧可以促进疾病的早日康复。

二、经络与皮部

刮痧治病的奥秘与经络有密切的关系。刮痧疗法施术部位是人体的体表，属经络中的"皮部"。皮部是皮肤按经络系统的分区，是十二经脉在体表的分区，因此又称十二皮部。皮部理论在治疗上有重要意义，无论针灸、拔罐、按摩、药熨或水浴、泥疗等，都是先作用于皮部的理疗方法。

皮肤是人体的重要器官，是人体与外界环境的界线；皮肤是包裹人体的最外层，有保护机体、抵御外邪侵袭的作用。此外，其还有分泌汗液、调节人体温度以适应四时气候变化的作用。刮拭皮肤产生刺激后，皮肤局部的良性改变会使人整个机体发生良性反应，增强免疫力，加强自我修复能力，达到治愈疾病的目的。皮肤被刮拭刺激后，汗孔开泄，毛细血管扩张，血液循环加快，可以活化细胞，活血化瘀，改善微循环，加快废物排泄，排毒解毒。

三、皮部诊病治病

皮部是经络在体表的反映，经络学说认为皮肤与经络、四肢、五脏、六腑、九窍均有密切关联。皮部的色泽变化、斑疹和敏感点等，是中医望诊、切诊的重要内容。内在的病变可在皮部有所表现，通过对皮部变化的诊察来判断内生的疾病。如见青紫色多为痛证；见红色多为热证；见白色多为虚证或寒证。

脏腑经络病变还在体表皮部有所反映，例如：触摸皮肤而有温、凉、润滑、厚薄、粗细、坚柔、凹凸、如筋、如索、如结、如珠、如黍米、如小锤、如横木；患者自我感觉皮部的情况（可从问诊中获得）可有皮部酸、麻、胀、痛、木、沉、紧、坚、温、凉、冒凉气、有热流感、如有蚁行、如蠕动、气行如电流或水流等感觉。

通过皮部诊病可以了解疾病之所在，进而通过在皮部进行刮痧治疗。刮痧接触皮肤的面积比较大，刮痧施治的穴位不止一两个，有时甚至几十个穴位综合治疗，如在背部进行刮痧，从而取得很好的治病效果。

辨证施治——哪些病可以刮痧

中医刮痧疗法的适应证，古代认为是"痧症"。痧症的概念比较模糊，一般认为，凡针灸、按摩、放血疗法能治的疾病，刮痧都能治疗。

一、什么是痧症

痧症又叫作"瘴气"等。痧症的记载较早见于宋代王荣《指述方瘴疟论》称之为"挑草子"。元代医学家危亦林的《世医得效方》对痧症有描述："心腹绞痛、冷汗出、胀闷欲绝，俗谓搅肠沙。"那么，究竟什么是痧症呢？事实上，痧症并不是一种独立的疾病，它是许多疾病在发展变化过程中，反映在体表皮肤的一种共性表现。

许多疾病都可以出现痧象，用中医的术语来说，痧是许多疾病的共同证候，故有"百病皆可发痧"之说。痧病的主要特征是痧点和酸胀感。

中医机制认为，发痧是由于病气、雾气、寒雾、暑气等外邪侵袭人体或饮食不洁，内伤肠胃而致气机阻滞，表现为：发冷发热、头痛头胀、头晕眼花、腹胀腹痛、恶心呕吐、食欲不振、周身酸痛、四肢麻胀等症状。夏秋之际，风、湿、热三气盛，人若劳逸失度，则外邪侵袭肌肤，阳气不得宣通透泄，而常发痧症。一年四季都有发生痧症的可能，但以夏秋季为多见。

痧症所包括的范围很广，现存中医古籍中，有关痧症的记载涉及内、外、妇、儿等多种疾病。根据古代医书所描述的症状分析："角弓反张痧"类似现代医学的破伤风；"坠肠痧"类似腹股沟斜疝；"产后痧"似指产后发热；"膨胀痧"类似腹水；"盘肠痧"类似肠梗阻；"头风痧"类似偏头痛；"缩脚痛痧"类似急性阑尾炎等。此外民间还有所谓寒痧、热痧、暑痧、风痧、暗痧、闷痧、白毛痧、冲脑痧、吊脚痧、青筋痧等，名目繁多。

二、刮痧适用于哪些疾病

现代刮痧从工具到理论都有了巨大变化，尤其是理论上选经配穴，辨证施术使其治疗范围大大扩宽。在刮痧手法上，现代刮痧结合了按摩、点穴等手法，以中医脏腑经络学说为理论指导，比传统的单一经验方法更加有效，治疗范围也不断扩大，已能治疗几百种病症。同时，经过刮痧手法和工具的改良，刮痧既可保健又可治疗，为普通治疗方法所不及。

具体地说，适合刮痧疗法的内科病症有：感受外邪引起的感冒发热、头痛、咳嗽、呕吐、腹泻及高温中暑等，以及急慢性支气管炎、肺部感染、哮喘、心脑血管疾病、卒中后遗症、泌尿系感染、遗尿症、急慢性胃炎、肠炎、便秘、腹泻、高血压、眩晕、糖尿病、胆囊炎、肝炎、水肿，各种神经痛、脏腑痉挛性疼痛等，诸如神经性头痛、血管性头痛、三叉神经痛、胆绞痛、胃肠痉挛和失眠、多梦、神经官能症等病症。除慎用证和禁忌证以外的各种病症，包括一些疑难杂症均可用全息经络刮痧法治疗。

适合刮痧疗法的外科病症：以疼痛为主要症状的各种外科病症，如急性扭伤，感受风寒湿邪导致的各种软组织疼痛，各种骨关节疾病，坐骨神经痛，肩周炎，落枕，慢性腰痛，风湿性关节炎，类风湿性关节炎，颈椎、腰椎、膝关节骨质增生，股骨头坏死，其他如痔疮、皮肤瘙痒症、荨麻疹、痤疮、湿疹、脱发等病症。

适合刮痧疗法的儿科病症：营养不良、食欲不振、生长发育迟缓、小儿感冒发热、腹泻、遗尿等病症。

适合刮痧疗法的五官科病症：牙痛、鼻炎、鼻窦炎、咽喉肿痛、视力减退、弱视、青少年假性近视、急性结膜炎、耳聋、耳鸣等病症。

适合刮痧疗法的妇科病症：痛经、闭经、月经不调、乳腺增生、产后病等。

适合刮痧疗法的保健项目：预防疾病、强身健体、减肥、美容等。

美容排毒——刮痧的其他作用

刮痧原本是中国传统中医的医疗手段，却不仅仅用于治病，刮痧还可以调理身体、美容、减肥、排毒等。

一、刮痧排毒

中医理论认为，人体的大部分不适都是由于气血瘀滞造成的，而刮痧可以给身体的邪气以出路，从而改善气血平衡。从现代病理生理学的角度看，刮痧是通过调节神经、内分泌以及免疫系统，从整体上协调人体各组织器官的功能。尤其是用刮痧法美容，往往有意想不到的效果。

许多职业女性因为工作忙碌，身体常年处于亚健康状态，饮食睡眠失调，脸上的痤疮此起彼伏，只能用化妆品遮盖。这种情况下，可以尝试刮痧疗法。解决办法是要辨证施治，如果是内在失调，如肾虚、脾虚、肝虚就要根据失衡点采用养生法调理五脏的阴阳平衡。体内所瘀积的血液、秽浊之气得到宣泄，可以达到去黑、去黄气的效果，再配合活血、化瘀、分解色素因子的柠檬、香橙面膜，效果更好。

二、面部美容刮痧

刮痧美容，还可以尝试直接面部刮痧。面部刮痧要沿面部特定的经络穴位，实施一定的手法，使面部经络穴位因刮拭刺激而血脉通畅，达到行气活血、梳通毛孔纹理、排出痧气、调整面部皮肤、平衡阴阳的目的。面部经络穴位受刮拭刺激而产生反应，使面部血容量和血流量增加，受损变化的衰弱细胞被及时代谢脱落，最终达到舒缓皱纹、活血除疮、行气消斑、保肤健美的功效。

不过，面部与其他部位的皮肤不同，一定要小心操作，更不可追求一定要刮出"痧斑"，仅刮出痧气即可。合理的面部刮痧对于皮肤经常出现的暗疮、色斑、皱纹、黑眼圈等，会有意想不到的效果——脸部会有刚经历过热敷的感觉；刮痧者因血流循环加快而感到心情舒畅，脸部轻松、清爽，露出健康的自然肤色。

有备防患——刮痧的注意事项

刮痧与针灸、按摩等其他传统医学疗法方法一样，都是对人体的穴位进行刺激，只是用具不同而已，因此也需要了解患者的身体状况，要根据病情及患者的身体状况进行对应施治，根据患者的虚实、寒热、表里、阴阳来采取相应的手法。尤其是在刮痧时，皮肤局部汗孔开泄，出现不同形色的痧，病邪、病气随之外排，同时人体正气也有少量消耗。为有利于扶正祛邪，增强治疗效果，治疗刮痧时应选择环境，根据病症选择适当的手法，注意掌握刮拭的时间，必要时采用综合治疗方法。

一、刮痧的注意事项

1.注意避风保暖

减肥者刮痧时应避风和注意保暖。室温较低时应尽量减少暴露部位，夏季高温时不可在电扇处或有对流风处刮痧。因刮痧时皮肤汗孔开泄，如遇风寒之邪，邪气可通过开泄的毛孔直接入里，不但影响刮痧的疗效，还会因感受风寒引发新的疾病。

2.注意刮痧时间

减肥者每次治疗时刮拭时间不可过长，不可连续大面积刮痧治疗，以保护正气。减肥者所需刮拭的部位，当经络穴位与全息穴区结合应用时，多种全息穴区治疗部位，每次选刮1～2种即可。

3.刮痧后饮用热水

减肥者刮痧治疗后饮热水一杯。刮痧治疗使汗孔开泄，邪气外排，要消耗部分体内的津液。刮痧后饮热水一杯，不但可以补充消耗的水分，还能促进新陈代谢，加速代谢产物的排出。

4.刮痧后洗浴的时间

减肥者治疗刮痧后，为避免风寒之邪侵袭，须待皮肤毛孔闭合恢复原状后，方可洗浴，一般约3小时。但在洗浴过程中，水渍未干时，可以刮痧。因洗浴时毛孔微微开泄，此时刮痧用时少，效果显著，但应注意保暖。

5.皮肤病刮痧方法

皮肤病患者的皮损处干燥，无炎症、渗液、溃烂者（如神经性皮炎、白癜风、牛皮癣等病症），可直接在皮损处刮拭，皮肤及皮下无痛性的良性结节部位亦可直接刮拭。如皮损处有化脓性炎症、渗液溃烂的，以及急性炎症红、肿、热、痛者，不可在皮损处或炎症局部直接刮拭，可在皮损处周围刮拭。

6.糖尿病及下肢静脉曲张者刮拭方法

糖尿病患者皮肤抵抗力降低，血管脆性增加，不宜用泻刮法。下肢静脉曲张局部及下肢水肿者，宜用补刮法或平刮法从肢体末端向近端刮拭以促进血液循环。

7.不可片面追求出痧

刮痧治疗时，不可过分追求痧的出现。因为出痧多少受多方面因素的影响。患者体质、病情、寒热虚实状态、平时服用药物多少及室内的温度都是影响出痧的因素。一般情况下，血瘀之证出痧多；虚证出痧少；实证、热证比虚证、寒证容易出痧；服药多者特别是服用激素类药物后，不易出痧；肥胖之人与肌肉丰满发达者不易出痧；阴经和阳经比较，阴经不易出痧；室温较低时不易出痧。出痧多少与治疗效果不完全成正比。如实证、热证出痧多少与疗效关系密切，而对不易出痧的病症和部位只要刮拭方法和部位正确，就有治疗效果。

8.危重患者采用综合疗法

危重患者，用经络全息刮痧法紧急救治后，有条件者应去医院由医务人员采取其他疗法综合治疗。各种急性传染性疾病、急性感染性疾病、心脑血管病急性期、急腹症、危重症或诊断不明确的疑难病症，须在专业医务人员指导下治疗。

二、不宜刮痧的人

虽然刮痧的刺激强度不是很大，适应证也较广泛，但对操作者的要求很高，而且以下几种情况不适宜刮痧。

1.患有皮肤溃疡等皮肤病

因为刮痧要刮皮肤表层，若有溃疡，容易破裂感染，加重病情。

2.患有血友病或白血病

由于刮痧会使局部充血，血小板少者应慎刮。

3.需要刮痧的部位有外伤

外伤比如手臂挫伤、背部破皮或腿部骨折等。

4.孕妇

对孕妇，特别是腹部、腰骶部等部位不能刮痧，否则可能引起流产。

5.心力衰竭、肾功能衰竭、肝硬化腹水或全身重度水肿等患者

这些人刮痧易对身体造成更大的伤害。

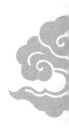

6.下肢静脉曲张患者

此类人群最好不要刮痧，若要刮痧也应谨慎，刮拭方向应从下向上，手法尽量放轻。

三、防治晕刮现象

晕刮，即在治疗刮痧过程中出现的晕厥现象。经络全息刮痧法虽然安全、无副作用，但个别患者有时因其本身在某个时刻不具备接受治疗刮痧的条件，或治疗刮痧时操作者的刮拭手法不当、刮拭时间过长，则会出现晕刮现象。

晕刮的原因，通常是患者对刮痧缺乏了解，精神过度紧张或对疼痛特别敏感者；或空腹、熬夜及过度疲劳者。也可能是刮拭手法不当，如体质虚弱、出汗、吐泻过多或失血过多等虚证，采用了泻刮手法；或刮拭部位过多，时间过长者。

发生晕刮时，轻者出现精神疲倦、头晕目眩、面色苍白、恶心欲吐、出冷汗、心慌、四肢发凉，重者血压下降、神志昏迷。此时应立即停止刮痧。抚慰患者勿紧张，帮助其平卧，注意保暖，饮温开水或糖水。马上拿起刮板用角部点按人中穴，力量宜轻，避免重力点按后局部水肿。对百会穴和涌泉穴施以泻刮法，患者病情好转后，继续刮内关、足三里。采取以上措施后，晕刮大多可立即缓解。

晕刮重在预防，对初次接受刮痧治疗者，应做好说明解释工作，消除顾虑。应选择舒适的体位以便配合治疗，根据患者体质选用适当的刮拭手法。对体质虚弱、出汗、吐泻过多、失血过多等虚证，宜用补刮手法。空腹、过度疲劳、熬夜后不宜用治疗刮痧法。治疗刮痧部位宜少而精，掌握好刮痧时间，不超过25分钟。当夏季室温过高时，患者出汗过多，加之刮痧时汗孔开泄，体力消耗，易出现疲劳，因此更应严格控制刮拭时间。在治疗刮拭过程中，要善于"察颜观色"，经常询问患者的感觉，及时发现晕刮的先兆。

见微知著——轻轻一刮诊断疾病

刮痧不仅是一种治疗手段，还可以通过刮痧过程中肤色、痧状的变化，诊断人体的健康现状，进而有的放矢地治疗疾病。

一、根据痧象轻重诊断健康

同一部位，形态、疏密、深浅颜色不同的轻重程度有一定的规律性，可以通过痧象的轻重，诊断机体的健康程度。

1. 轻微痧象

轻微痧象即指浅红色、红色散在痧点、痧斑，痧斑部位与皮肤其他部位高度基本持平。这种痧象一般代表机体健康，有轻微的微循环障碍，可通过机体自我调节功能不治自愈。

2. 轻度痧象

轻度痧象即指直径在1~2厘米的浅红色、红色较密集斑片状痧斑，不高于皮肤。这种痧象代表着机体的轻度微循环障碍，提示经脉轻度缺氧，时间较短，见于亚健康状态，没有任何自觉症状。

3. 中度痧象

中度痧象即指多个直径大于2厘米的紫红色、青色斑片状痧斑，痧斑部位与皮肤持平，或略高于皮肤。这种痧象代表着机体的中度微循环障碍，提示经脉中度缺氧，时间较长，可见于亚健康或疾病状态，有时有症状表现。

4. 重度痧象

重度痧象即指皮肤表面出现直径大于2厘米的颜色为暗青色、青黑色的一个或多个包块状、青筋样痧斑，痧斑部位明显高于其他部位。这种痧象代表着机体的重度微循环障碍，经脉严重缺氧，时间较长，可见于比较严重的亚健康或疾病状态，经常有症状表现。

二、刮痧反应诊断的具体规律

在疾病早期，身体的细微变化在经络穴位和相应的全息穴区上都会有所表现，只要刮一刮这些地方，根据痧的色泽、形态、多少，可以判断人的体质、病因、病性等，进而诊断机体健康状况，判断刮痧调理的效果。

1.利用刮痧疼痛感诊断疾病

酸痛是气血不足的虚证，胀痛是气机运行障碍的气郁、气滞证，刺痛是血液运行障碍的血瘀证。

2.利用刮痧痧状（沙砾）诊断疾病

仅有沙砾，说明经脉瘀滞时间相对较长，正在形成的病变或以前的病变目前没有症状表现；沙砾与疼痛同时存在，说明经脉瘀滞时间相对较长或局部有炎症，提示局部或该经脉、脏腑器官有缺氧现象，目前有轻微症状表现。

3.利用刮痧产生的结节诊断疾病

刮痧后仅有结节，说明经脉瘀滞时间较长，结节越大、越硬，缺氧越严重，提示该经脉、脏腑器官有缺氧现象或局部曾有过炎症，是以前的病变，目前没有症状表现；结节与疼痛同时存在，说明经脉气血瘀滞的时间较长，提示该经脉、脏腑器官有缺氧现象或局部有炎症，目前多有症状表现。

三、刮痧诊断的优势

刮痧诊断具有很大的优点。刮痧不需要复杂的仪器与设备，仅需简易的刮痧板和润滑剂，即可快速诊断疾病。刮痧操作本身简便易行、无创伤，不受时间、环境的限制，随时随地可以进行，方便快捷，只要了解经脉的循行部位、相应穴区的分布规律，以及中医五脏六腑的概念和功能，通过刮拭身体的特定部位，即可无创伤诊断疾病。

很多疾病早期或潜伏期没有任何症状，很容易被忽视，延误治疗。而现代社会中，很多人都是处于一种亚健康状态，脏腑器官却没有明显的病理变化，很难做出量化诊断。刮痧诊断是在中医经络脏腑理论指导下的诊断结论，这种诊断把人体看成一个整体，可以在机体组织只有轻微变化而没有出现任何症状时或疾病的早期发现病变的部位，可谓"超前诊断"。此法可以判断经脉、脏腑亚健康的部位和疾病的严重程度，进而进行早期预防性治疗，疾病严重者可及早去医院进一步检查确诊，采取综合治疗措施，以免错过最佳的治疗时机。

一学就会，专家教你从零学刮痧

大道至简——简单工具治大病

刮痧的工具十分简单，只要刮痧板和润滑剂就可以了。工具的选择直接关系刮痧治病和保健的效果。古代用汤勺、铜钱、嫩竹板等作为刮痧工具，用麻油、水、酒作为润滑剂。这些工具虽然取材方便，能起到一些刮痧治疗作用，但因其简陋、本身无药物治疗作用，均已很少应用。现多选用经过加工的有药物治疗作用和没有副作用的工具。这样的工具能发挥双重的作用，既能作为刮痧工具使用，其本身又有治疗作用，可以明显提高刮痧的疗效。

一、刮痧板的材质

刮痧板是刮痧的主要工具。刮痧板的材质包罗万象，铁板、勺子、瓷器、玉石、水牛角、黄牛角等都可以刮痧。其中常见的质量较好的是砭石、水牛角和玉制品。

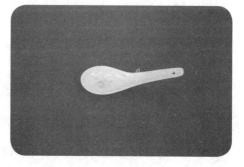

砭石本身就是一种保健石制品，里面有人体需要的多种微量元素，长期使用效果很好，但缺点是容易破碎，平时使用要小心。

水牛角质地坚韧，光滑耐用，药源丰富，加工简便。药性与犀牛角相似，只是药力稍逊，常为犀牛角之代用品。中医认为，水牛角味辛、咸，性寒，牛角类的刮痧板偏于"泻"。辛可发散行气、活血润养；咸能软坚润下；寒能清热解毒。因此水牛角具有发散行气、清热解毒、活血化瘀的作用。

玉性味甘平，入肺经，润心肺，清肺热。玉石类的刮痧板偏于"补"。据《本草纲目》介绍：玉具有清嗓哑、止烦渴、定虚喘、安神明、滋养五脏六腑的作用，是具有清纯之气的良药，可避秽浊之病气。古人常将玉质品佩戴在手腕、颈部及膻中部位，若将玉质刮痧板佩戴在膻中部位，不仅方便使用，通过其对局部的按摩和某些成分的慢性吸收，还可养神宁志、健身祛病。玉制品的缺点是价格比较昂贵，而且易碎。

刮痧板要注意保存。水牛角和玉制品的刮痧板，刮拭完毕可用肥皂水洗净擦干或以酒精擦拭消毒。水牛角刮板如长时间置于潮湿之地，或浸泡在水里，或长时间暴露在干燥的空气中，均会发生裂纹，影响使用寿命，因此刮毕洗净后应立即擦干，最好放在塑料袋或皮套内保存。玉质板在保存时要避免磕碰。

二、刮痧板的样式

刮痧板的形状，主要有鱼形、长方形、三角形，还有这几种形状的变形，如齿梳形等。圆曲度大的刮痧板不容易起痧，圆曲度小的刮痧板相对容易起痧。一般来说，鱼形和三角形的更适合点擦式，如找一些相关的穴位等。不

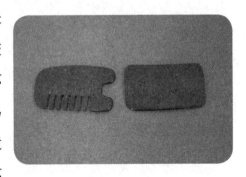

管什么形状的，最好是选择两边厚薄不一致的，厚的一边可以作为日常保健用，薄的一边可以理疗用。

1.长方形或三角形刮痧板

最常用的刮痧工具多由水牛角制成，形状为长方形，边缘钝圆。此外，三角形的也比较常见。长方形或三角形刮痧板常用于四肢及颈部刮拭、穴位的打通；可通利关节、疏通筋脉，使四肢活动自如、抗寒抵暖，并可活跃颈部网络组织细胞，防止颈部皮肤下垂，减缓衰老。

2.鱼形刮痧板

鱼形刮痧板外形似鱼，一般用水牛角制成，符合人体面部的骨骼结构，便于刮拭及疏通经络。鱼形刮痧板常用两只，左右手各一只配合使用。这种刮痧板可以用来面部刮痧，刮痧时以鼻梁为中线，用刮痧板分别向左右两侧刮拭，从上到下，由内向外，先刮前额部，再刮两颧，最后刮下颌部。刮后面部会有热烘烘的感觉，这是气血运行的正常反应。

3.梳形刮痧板

梳形刮痧板尤其适合头部刮痧，梳形的一端可用于头部经络的疏通，另一端为波浪形，可作用于点按头部相应的穴位。梳形刮痧板用于刮拭头部活跃大脑皮层，点按百会穴及四神聪穴，增强记忆和思维能力，帮助缓解不安与焦虑，同时刺激毛囊，减少脱发，激发毛发再生，促使白发变黑，具有美发护发的功效。

三、润滑剂（刮痧油）

刮痧是中国古代的一种民间疗法，当时没有专门的润滑剂，常用的有香油或酒浸姜葱汁，或用清水。

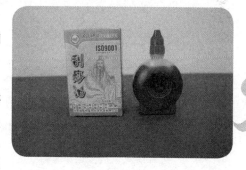

润滑剂主要有活血润肤脂和刮痧活血剂两种。活血润肤脂的作用较为广泛，因为活血润肤脂为软膏制剂，不但润滑性好，涂抹时不会因向下流滴而弄脏衣服，易被皮肤吸收，活血润肤作用持久，特别适合于面部美容刮痧，可作刮痧和美容护肤两用。

好的润滑剂有药物治疗作用，具有清热解毒、活血化瘀、消炎镇痛的作用，同时又没有毒副作用，渗透性强、润滑性好，由滋润保护皮肤的植物油加工而成。刮痧时涂以润滑剂不但减轻疼痛，加速病邪外排，还可保护皮肤，预防感染，使刮痧安全有效。

家庭刮痧保健，可自制刮痧油，用植物油一瓶，入锅加热后，加入元胡、紫苏叶、红花、川芎、鸡血藤等各10克，文火炼30分钟即可。

恰到好处——刮痧的简易手法

一、传统刮痧手法

刮痧法作为一种简便易行的外治法，因其有立竿见影的疗效，既在民间流传不衰，也被医家广泛重视。刮痧手法自古就有系统的总结，清代郭志邃的医学专著《痧胀玉衡》鉴于痧胀病症发病多、传变快，治不对症，命在须臾，遂搜求前人有关痧胀的医学文献和学术经验，总其大纲，撮其要领，系统全面地论述痧胀。《痧胀玉衡》记载刮痧的方法有：

（1）刮痧法：背脊颈骨上下及胸前胁肋两背肩臂痧症，用铜钱蘸香油刮之，或用刮舌子脚蘸香油刮之。头额腿上之痧，用棉纱线或麻线蘸香油刮之。大小腹软肉内之痧，用食盐以手擦之。

（2）淬痧法：在头额和胸胁出现小出血点或小充血点，用纸捻或大个的灯芯草蘸上少量香油点燃，然后用火头直接淬到痧点上，火头爆出一声响即熄灭，再点燃去淬烧其他痧点。

（3）放痧法：在委中穴或十指尖放血，就是"放痧法"，也叫刺血疗法或放血疗法。

（4）搓痧法：用手指撮拧、拿捏、提拉患者的皮肉，使局部充血或现出血点，此法若用于治疗痧症，则叫搓痧法，也叫撮痧法。

二、民间刮痧手法

民间刮痧法没有明确的理论指导选取刮拭部位，基本上采取哪儿疼刮哪儿的"阿是穴"取穴方法，主要用于治疗感冒、发热、中暑、急性胃肠炎、其他传染性疾病和感染性疾病的初起，肩、背、臂、肘、腿、膝疼痛等一类病症。

三、具体操作手法

操作时手持刮痧板，蘸上润滑剂，在患者体表的被刮部位按一定方向用力均匀地进行刮拭。一般使用腕力，同时根据患者的病情及反应调整刮拭的力量，直至皮下呈现痧痕为止。操作方法有平刮、竖刮、斜刮及角刮等。

1.平刮

平刮是用刮板的平边，在刮拭部位上按一定方向进行大面积的平行刮拭。

2.竖刮

竖刮是用刮板的平边，在刮拭部位上按竖直上下进行大面积的平行刮拭。

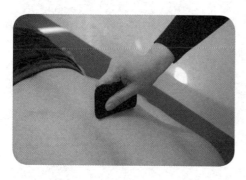 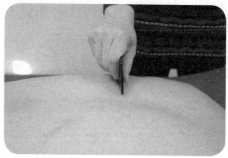 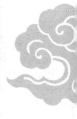

3.斜刮

斜刮是用刮板的平边，在刮拭部位上进行斜向刮拭。本法主要适用某些不能进行平、竖刮的部位。

4.角刮

角刮是用刮板的棱角或边角，在刮拭部位上进行较小面积或沟、窝、凹陷地方的刮拭。

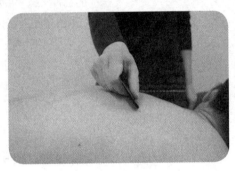 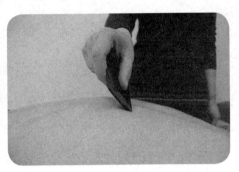

四、刮痧补泻手法

刮痧疗法分为补法、泻法和平补平泻法。补和泻是相互对立、作用相反又相互联系的两种手法，其与刮拭力量的轻重、速度的快慢、时间的长短、刮拭的长短、刮拭的方向等诸多因素有关。

1.补法

具有以下特点的刮法为补法。

（1）刺激时间短、作用浅，对皮肤、肌肉、细胞有兴奋作用。

（2）作用时间较长的轻刺激，能活跃器官的生理功能。

（3）刮拭速度较慢。

（4）选择痧痕点数少。

（5）刮拭顺经脉循行方向。

（6）刮拭后加温灸。

2.泻法

具有以下特点的刮法为泻法。

（1）刺激时间长、作用深，对皮肤、肌肉、细胞有抑制作用。

（2）作用时间较短的重刺激，能抑制器官的生理功能。

（3）刮拭速度较快。

（4）选择痧痕点数多。

（5）刮拭逆经脉循行方向。

（6）刮拭后加拔罐。

3.平补平泻法

介于补法和泻法之间，具体有3种。

（1）刮拭按压力大，速度慢。

（2）刮拭按压力小，速度快。

（3）刮拭按压力及速度适中。

注意事项：要将准备刮痧的部位擦净，用刮痧板的边缘蘸上刮痧油或按摩油，在确定部位进行刮痧。刮痧要顺一个方向刮，不要来回刮，力量要均匀合适，不要忽轻忽重。如有痧症，连刮两臂弯十几下，即出现暗紫色的条条痧痕。按上述刮痧部位，一般每处可刮20下。如患有头痛或喉痛，则取坐位；头晕眼花或胸腹疼，则取仰卧位；如肩背腰骶等处痛，则取俯卧位。

一般是按照前面介绍的刮痧部位，如能依次刮完，患者会立即感到轻松，可让患者休息几分钟，在前胸、后背肋间、颈椎上下，或两肩胛冈上冈下，每处刮动十余下，再饮糖姜水或白开水，患者会异常舒畅。

深入指导——刮痧手法分类详解

在中医学上，刮痧方法主要分为刮痧法、撮痧法、挑痧法和放痧法。

一、刮痧法

刮痧法为最常用的一种刮痧方法。刮痧部位通常在背部或颈部两侧，根据病情需要，有时也可在颈前喉头两侧，胸部、脊柱两侧，臂弯两侧或膝弯内侧等处。也可按照病情需要，选择合适的部位。患者取舒适体位，充分暴露其被刮部位，并用温水洗净局部，通常采用光滑的硬币、铜勺柄、瓷碗、药匙、有机玻璃纽扣或特制的刮板，蘸取刮痧介质(如刮痧油、冷开水、香油或中药提取浓缩液等，既可减少刮痧时的阻力，又可避免皮肤擦伤并增强疗效)，在体表特定部位反复刮动、摩擦。按手法又分为直接刮法和间接刮法。

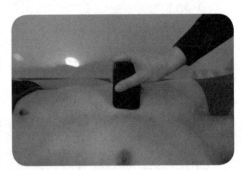

1.直接刮法

直接刮法是指用热毛巾擦洗被刮部位的皮肤，然后均匀涂上刮痧介质，用刮痧工具直接接触皮肤，在体表的特定部位反复进行刮拭，直到皮下出现痧痕为止。

2.间接刮法

间接刮法是指在刮拭部位上放一层薄布类物品，然后再用刮痧工具在布上间接刮拭。此法有保护皮肤的作用，主要用于儿童、高热或中枢神经系统感染开始出现抽搐者、年老体弱和某些皮肤病患者。

二、撮痧法

撮痧法根据手法又可分为夹痧法、扯痧法、挤痧法、拍痧法及点揉法。

1.夹痧法

夹痧法又称揪痧法，在民间称之为"揪疙瘩"，是指在患者的待刮拭部位涂上刮痧介质，然后施术者五指屈曲，将中指和食指等弯曲如钩状，蘸刮痧介质后夹揪皮肤，把皮肤和肌肉夹起然后用力向外滑动再松开，一夹一放，反复进行，并连续发出"巴巴"的声响。在同一部位可连续操作6～7遍，被夹起的部位就会出现痧痕，造成局部瘀血，使皮肤出现血痕的除痧方法。施行本法时不需要任何器具，只需用手指即可。

揪痧疗法灵活，可根据病情选择施治部位，治疗头痛、发热、身体乏力，自己可以给自己揪，是一种非常实用的自我疗法。

夹揪时要随夹随压随拧，然后急速松手。由于外力的夹、压、挤，可将皮下毛细血管夹破，使血液渗出组织间，造成局部瘀血；一般在局部夹揪6～10次，以皮肤出现血痕为度。

如果病情较重，夹揪的力量要大，直至皮肤形成红斑。揪痧时，对皮肤有较强的牵拉力，常引起局部和全身反应，使施治处皮肤潮红，且稍有痛感，但痧被揪出、局部出现瘀血后，患者周身舒展。本法适用于皮肤张力不大的头面部及腹、颈、肩、背部等处。

2.扯痧法

在患者的一定部位或穴位上，以大拇指与食指用力提扯患者的皮肤，使扯痧部位表皮出现紫红色或暗红色的痧点，以达到治疗疾病的方法，称为扯痧疗法。扯痧疗法在我国民间流传久远，每当感受暑湿引起痧症或不适，常用手指将患者的皮肤反复捏扯，直至局部出现瘀血为止。

扯痧时患者坐位或卧位，充分暴露局部皮肤。施术者用拇指指腹和食指第二指节蘸冷水后，扯起一部分皮肤及皮下组织，并向一侧牵拉拧扯，然后急速放开还原。也可用拇、食、中三指的指腹夹扯皮肤，依上述手法连续地向一定的方向拧扯，重复往返数次，以所扯皮肤处发红为止；如病症较重时，扯拉的力量可加大，直至皮肤出现红斑。扯痧对皮肤有较强的牵拉力，故常可引起局部和全身机体反应，扯拉患者局部可有疼痛感，扯后周身有松快舒适感。

此法主要应用于头部、颈项、背部及面额的太阳穴和印堂穴。方法简便，容易掌握，容易施用，效果较好。

3.挤痧法

对因痧引起的疾患，用两手或单手大拇指与食指互相挤压皮肤，连续挤出一块块或一小排紫红痧斑为止的治疗方法，称为挤痧疗法。操作方法为：患者坐位或卧位，施术者用两手或单手大拇指在施治部位做有规律、有秩序的互相挤压，直至局部皮肤出现"红点"为止。依病施治，"红点"可大可小，一般要求大如"黄豆"，小似"米粒"。

4.拍痧法

拍痧法是指用虚掌拍打或用刮痧板拍打患者身体某部位，一般为痛痒、胀麻的部位。

5.点揉法

点揉法是指用手指在患者身体的一定部位或穴位上进行点压，同时做圆形或螺旋形的揉动，是点压与指揉的复合手法。该法不属于刮痧手法而属于按摩手法，在治疗和保健中常与刮痧法配合应用，可起到增强疗效和弥补刮痧疗法不足的作用。在刮痧治疗中主要用于头面部、腹部、肢体关节及手足部。

三、挑痧法

挑痧法是指用针刺挑患者体表的一定部位，以治疗疾病的方法。本法主要用于治疗暗痧、宿痧、郁痧、闷痧等病症。

挑痧前须准备75%酒精、消毒棉签和经过消毒处理的三棱针或中缝衣针1枚，或注射针头1个。刮拭者先用棉签消毒局部皮肤，在挑刺的部位上，用左手捏起皮肉，右手持针，轻快地刺入并向外挑，每个部位挑3下，同时用双手挤出紫暗色的瘀血，反复多次，最后用消毒棉球擦净。

四、放痧法

放痧法又称刺络疗法，是以针刺静脉或点刺穴位出血，以治疗疾病的施治方法。治疗时患者取舒适体位，充分暴露其施治部位。如在静脉放痧时，应先将患者左臂近心处用布带或止血带捆紧，要求患者握掌。然后，在局部用碘伏棉球消毒皮肤，再用75%酒精脱碘，然后针刺放血。在穴位放血时，可根据病情需要，经皮肤消毒后，用三棱针或缝衣针或注射针头直接点刺。

放痧法可分为泻血法和点刺法。与挑痧法基本相似，但刺激性更强，多用于重症急救。

1.泻血法

消毒被刺部位，左手拇指压其下端，上端用橡皮管扎紧，右手持消毒的三棱针或缝衣针或注射针头对准被刺部位静脉，迅速刺入脉中0.5毫米深后出针，使其流出少量血液，以消毒棉球按压针孔。此法适用于肘窝、腘窝及太阳穴等处的浅表静脉。

2.点刺法

针刺前挤按被刺部位，使血液积聚于针刺部位，常规消毒后，左手拇、食、中三指夹紧被刺部位，右手持消毒的三棱针或缝衣针或注射针头对准被刺部位迅速刺入皮肤1~2毫米深后出针。轻轻挤压针孔周围，使其少量出血，然后用消毒棉球按压针孔。此法多用于手指或足趾末端穴位。

注意事项：刮痧并非越痛越好、起痧颜色越深越好。事实上，根据不同的疾病，刮痧的力量、器具都有差别，所以疼痛程度和起痧颜色的深浅有所不同，这不能作为衡量刮痧效果的标准。一般来说，感冒、发热患者在刮痧时反应得比较强烈一些。刮痧时正常的反应是稍微有点疼痛，刮痧部位充血起痧，通常1～2天即可消退。

一学就会——身体不同部位的刮痧技巧

人体可以刮痧的部位很多，应根据病情不同而有所变化，顺序一般由上而下，由中间刮向两侧，刮时应取单一方向，每次大约刮20下。常用的有第七颈椎棘突上下，喉结两旁，两臂弯，两腿弯，脊椎两旁，前胸肋骨间，后背肋骨间，两足内外踝后的足跟肌腱处，左右肋下肝脾区，以及两肩胛冈上和冈下等处。背部刮痧取俯卧位，肩部取正坐位。刮拭后会出现青紫色出血点。

一、头部的刮法

头部有头发覆盖，须在头发上面用刮板刮拭，不必涂刮痧润滑剂。为增强刮拭效果可使用刮板边缘或刮板角部刮拭。每个部位刮30下左右，刮至头皮发热为宜。手法采用平补平泻法。

循行路线：

（1）刮拭头部两侧，从头部两侧太阳开始至风池，经过穴位为头维、颔厌等。

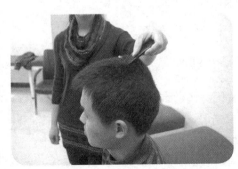

（2）刮拭前头部，从百会穴经囟

会、前顶、通天、上星至头临泣。

（3）刮拭后头部，从百会经后顶、脑户、风府至哑门。

（4）刮拭全头部，以百会为中心，呈放射状向全头发际处刮拭。经过头部所有穴位及反射区。

适应证：有改善头部血液循环，疏通全身阳气之作用。可预防和治疗中风及卒中后遗症、头痛、脱发、失眠、感冒等病症。

二、面部

因为面部出痧影响美观，因此手法要轻柔，以不出痧为度，且面部不需涂抹活血剂，通常用补法，忌用重力大面积刮拭。方向由内向外按肌肉走向刮拭。可每天1次。

循行路线：

（1）刮拭前额部，从前额正中线分开，经鱼腰、丝竹空二穴朝两侧刮拭。

（2）刮拭两颧部，由眼眶下经承泣、四白、下关、听宫、耳门等穴。

（3）刮拭下颌部，以承浆穴为中心，经地仓、大迎、颊车等穴。

适应证：有养颜祛斑美容的功效，主治颜面五官的病症，如眼病、鼻病、耳病、面瘫、雀斑、痤疮等。

三、颈部刮法

颈后高骨为大椎，用力要轻柔，用补法，不可用力过重，可用刮板棱角刮拭。以出痧为度。肩部肌肉丰富，用力宜重些，从风池一直到肩髃，应一次到位，中间不要停顿。一般用平补平泻手法。

循行路线：

（1）刮督脉颈项部分，从哑门刮到大椎。

（2）刮拭颈部两侧到肩，从风池开始经肩井、巨骨二穴至肩髃。

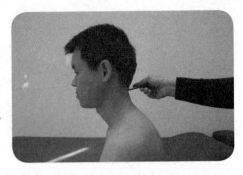

适应证：人体颈部有六条阳经通过，其中精髓直接通过督脉灌输于脑，颈部是必经之路，所以经常刮拭颈部，具有育阴潜阳，补益人体正气，防治疾病的作用，可主治颈、项病变，如颈椎病、感冒、头痛、落枕、近视、咽炎等症。

四、背部刮法

背部由上向下刮拭。一般先刮后背正中线的督脉，再刮两侧的膀胱经脉和夹脊。背部正中线刮拭时手法应轻柔，用补法，不可用力过大，以免伤及脊椎。可用刮板棱角点按棘突之间，背部两侧可视患者体质、病情选用补泻手法，用力要均匀，中间不要停顿。

循行路线：刮督脉和足太阳膀胱经及夹脊，从大椎刮至长强。足太阳膀胱经位于后正中线旁开1.5寸和3寸处。夹脊位于后正中线旁开0.5寸。

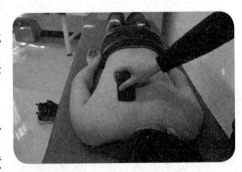

适应证：刮拭背部可以治疗全身五脏六腑的病症。如刮拭胆俞可治疗黄疸、胆囊炎、胆道蛔虫、急慢性肝炎等，刮拭大肠俞可治疗肠鸣、泄泻、便秘、脱肛、痢疾、肠痈等。背部刮痧还有助于诊断疾病。如刮拭心俞部位出现压痛或明显出痧斑时，即提示心脏有病变或心脏的功能紊乱，其他穴位类推。

五、胸部的刮拭

刮拭胸部正中线用力要轻柔，不可用力过大。宜用平补平泻法。用刮板棱角沿肋间隙刮拭。乳头处禁刮。

循行路线：

（1）刮拭胸部正中线，从天突经膻中向下刮至鸠尾。用刮板角部自上而下刮拭。

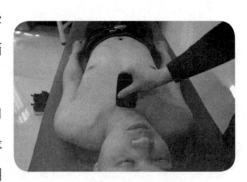

（2）刮拭胸部两侧，从正中线由内向外刮，先左后右，用刮板整个边缘由内向外沿肋骨走向刮拭。中府处宜用刮板角部从上向下刮拭。

适应证：胸部主要有心肺二脏。故刮拭胸部，主治心、肺疾患。如冠心病、慢性支气管炎、支气管哮喘、肺气肿等。另外可预防和治疗妇女乳腺炎、乳腺癌等。

六、腹部刮痧

空腹或饱餐后禁刮，急腹症忌刮，神阙禁刮。

循行路线：

（1）刮拭腹部正中线，从鸠尾穴经中脘、关元二穴刮至曲骨穴。

（2）刮拭腹部两侧，从幽门穴刮至日月穴。

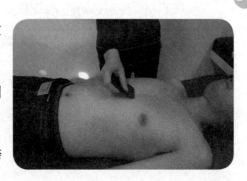

适应证：腹部有肝胆、脾胃、膀

胱、肾、大肠、小肠等脏腑。故刮拭腹部可治疗以上脏腑病变。如胆囊炎、慢性肝炎、胃及十二指肠溃疡、呕吐、胃痛、慢性肾炎、前列腺炎、便秘、泄泻、月经不调、不孕症等。

七、四肢的刮法

刮拭四肢时，遇关节部位不可强力重刮。对下肢静脉曲张、水肿应从下向上刮拭。皮肤如有感染、破溃、痣瘤等，刮拭时应避开。如急性骨关节创伤、挫伤之处不宜刮痧。

循行路线：

（1）刮拭上肢内侧部，由上向下刮，尺泽可重刮。

（2）刮拭上肢外侧部，由上向下刮，在肘关节处可稍停顿，或分段刮至外关。

（3）刮拭下肢内侧，从上向下刮，经承扶至委中，由委中至跗阳；委中可重刮。

（4）刮拭下肢外侧部，从上向下刮，从环跳至膝阳关，由阳陵泉至悬钟。

适应证：四肢刮痧可主治全身病症。如手少阴心经主治心脏疾病。足阳明胃经主治消化系统病症。四肢肘膝以下五输可主治全身疾病。

八、膝关节的刮法

膝关节结构复杂，刮痧时宜用刮板棱角刮拭，以便掌握刮痧正确的部位、方向，而不致损伤关节。刮拭关节动作应轻柔。膝关节内积水者，局部不宜刮，可取远端穴位刮拭。膝关节后方及下端刮痧时易起痧疱，疱起时宜轻刮或遇曲张静脉可改变方向，由下向上刮。

循行路线：

（1）刮拭膝眼，刮拭前先用刮板的棱角点按膝眼。

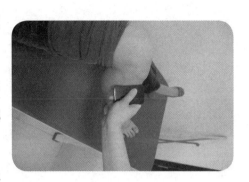

（2）刮拭膝关节前部，膝关节以上部分从伏兔刮至梁丘，膝关节以下部分从犊鼻刮至足三里。

（3）刮拭膝关节内侧部，从血海刮至阴陵泉。

（4）刮拭膝关节外侧部，从膝阳关刮至阳陵泉。

（5）刮拭膝关节后部，委中可重刮。

适应证：主治膝关节的病变，如风湿性关节炎，膝关节韧带损伤、肌腱劳损等。另外对腰背部疾病、胃肠疾病有一定的治疗作用。

融会贯通——刮痧的全过程

一、准备好刮痧物品和工具

治疗盘（盛放杂物）、刮痧板（家庭刮痧可用瓷匙代替）、滑润剂（家庭刮痧可用植物油、润肤乳代替）、干净的毛巾（或柔软的纸巾）。刮痧板应边缘光滑，边角钝圆，厚薄适中。应仔细检查其边缘有无裂纹及粗糙处，以免伤及皮肤。

二、刮痧前的准备工作

刮痧是一种医学治疗手段，刮痧操作者应具备一定的知识，与患者积极沟通，相互配合，尤其是对精神紧张、疼痛敏感者，刮痧前要做好准备工作，预防意外事故。

刮痧前最好用中性沐浴露沐浴，有助于身体各部位的放松，尤其是热水澡；此外，刮痧时会使皮肤局部汗孔开泄，如果皮肤上有过多污垢，容易趁机侵入人体，不但影响刮痧的疗效，还会因感受外邪引发新的疾病。

为避免风寒之邪侵袭，刮痧前应检查周围环境，避风、保暖，室温较低时应尽量减少暴露部位，夏季高温时不可在电扇处或有对流风处刮痧。

三、选择合适的体位

应选择便于刮痧者操作，既能充分暴露所刮的部位，又能使患者感到舒适，有利于刮拭部位肌肉放松，可以持久，便利于刮痧者与患者配合的体位。

一般刮背时取俯卧位或伏坐位，刮胸腹部时取仰卧位，暴露需刮部位。坐位选用有靠背的椅子，刮腰背部时，男士面向椅背骑坐，女士可侧坐，使其身体有所依靠；刮胸腹部、上肢及下肢前侧采取正坐位；刮下肢后侧采取双手扶靠椅背的站立姿势；病情重或体力衰弱的虚证患者可采取卧位，根据刮拭部位的需要仰卧、俯卧或侧卧。不管什么体位，一定要保证肌肉放松，有利于操作。

四、涂润滑剂

患者要充分暴露出所刮拭的部位，刮痧者在刮拭的经络穴位处轻轻涂刮痧润滑剂，并用刮板涂匀。润滑剂不可过多，否则不利于刮拭，还会顺皮肤流下弄脏衣服。

五、具体的刮痧步骤

刮痧应根据病情和患者的体质情况，选择不同的刮拭方法。一般情况下，可手持刮板，先用刮板边缘将滴在皮肤上的刮痧润滑剂自下向上涂匀，再用刮板薄面约1寸宽的边缘，沿经络部位自上向下，或由内向外多次向同一方向刮拭。操作时，应取单向刮动，用力均匀，轻重以患者能忍受为度。注意每次刮拭开始至结束力量要均匀一致，每条经络或穴区依病情需要刮20～30下。背部、胸腹部刮痧时应注意不要暴露过多皮肤，以免受凉。

如果需要刮拭多个部位，操作顺序依身体状况而定，一般是自上而下，先头部、颈、背、腰部或腹部，后四肢、背腰部及胸腹部。每个部位一般先刮阳经，再刮阴经；先刮拭身体左侧，再刮拭身体右侧。用刮痧板每日在相应穴位刮痧，力度适中，一般情况下，以出痧为度；时间不可过长，舒适放松为宜。

家庭刮痧保健的过程中，应观察患者面色、脉象、汗出等情况，如果刮痧后身体有剧烈反应，可能是相关疾病比较严重，应立即停止操作，到医院请专业人士做进一步检查。

六、刮痧后的护理

刮痧结束后，擦干汗液，更换汗湿衣裤，并饮热水一杯。治疗刮痧使毛孔开放，邪气外排，要消耗部分体内的津液，刮痧后饮热水一杯，不但可以补充消耗部分，还能促进新陈代谢，加速代谢产物的排出。

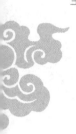

　　患者经过简单活动，身体无异常后，可卧床休息。同时应观察病情有无好转，做好记录。体弱病重者，更应密切观察。需要注意的是，治疗刮痧后，为避免风寒之邪侵袭，须侍皮肤毛孔闭合恢复原状后，方可洗浴，一般至少3小时左右。

辨证施治，不同体质的刮痧养生

护阳、驱寒——阳虚体质刮痧

一、症状表现

1.畏寒怕冷，四肢不温

这是阳虚最主要的症状。阳气犹如自然界的太阳，阳气不足，则内环境就会处于一种"寒冷"状态。阳虚的人很容易怕冷，血气循环差，手经常感觉到凉。

2.完谷不化

完谷不化指的是大便中夹杂未消化食物。古人对此现象的产生有一个形象的比喻，食物的消化就好比要把生米煮成熟饭，胃就好比是煮饭的锅子，而阳气就好比是煮饭用的火，没有"火"，米就无法煮成"饭"。所以当阳气不足时，则进入胃中的食物也就无法很好地"腐熟"（消化），而直接从肠道排出。

3.精神不振

精神不振是指阳气不足，细胞的生命活动衰退，所以表现为萎靡懒动。

4.舌淡而胖，或有齿痕

体内水分的消耗与代谢，取决于阳气的蒸腾作用。如果阳气衰微，对水液蒸腾消耗不足，则多余水分蓄积体内，导致舌体胖大。舌体胖大，受牙齿挤压而出现齿痕。

5.脉象沉细

脉象沉细是指阳气不足，不能鼓动脉管，所以脉象沉细无力。

二、常见疾病

阳虚体质者易患：月经延后、不孕不育，痛经、闭经、阳痿；低血压，风湿及类风湿性关节炎，痰饮、咳嗽、哮喘、痛症，囊肿，水肿、泄泻等。

三、刮痧调理

阳虚体质的保健和调理，可用以下刮痧方法：先刮拭头部区域中，督脉的百会；再依次刮拭背部区域中，督脉的大椎至至阳、命门二穴，膀胱经的双侧肾俞、志室二穴；胸腹部区域中，任脉的膻中、气海至关元；上肢区域中，心包经的双侧内关；最后刮拭下肢区域中，胃经的双侧足三里，肾经的双侧涌泉。

四、家庭保健方法

1.精神调养

阳气不足的人常表现出情绪不佳，因此要善于调节自己的感情，消除或减少不良情绪的影响。生活中可经常晒太阳、和朋友家人聚会、旅游等。

2.适应环境

阳虚体质的人适应天气变化的能力很差，稍微转凉就可能有明显不适。在冬季应注意保暖，春夏注意培补阳气，经常进行日光浴。夏季不可贪凉，切忌电扇直吹，空调不宜过凉，不宜在凉水中长时间游泳。中老年人尤其应注意以上几点，否则易造成或手足麻木不遂或面瘫等中医"风痹"类疾病的发生。

3.适当锻炼

阳虚体质之人要加强体育锻炼，运动强度不一定要很大，但一定要常年坚持不懈，运动量保持在微微出汗最合适。

滋养、降火——阳盛体质刮痧

一、症状表现

1. 体形面色

形体壮实，面赤时烦，声高气粗，精神饱满，中气十足，满脸通红，眼睛有红血丝，唇色较深，体味重，容易长痘痘。

2. 舌头

舌红，少苔或无苔。

3. 口手和脚

口干舌燥，嘴唇易破，胃口不错，但常伴有口苦口臭；很怕热而且流很多汗。

4. 感觉及睡眠

脾气较差，容易烦躁不安、失眠；抵抗疾病的能力较强，常觉闷热；个性较固执，不喜欢突然的变化；呼吸气粗，容易腹胀等。

5. 喜好

喜凉，爱喝冷饮或吃冰块；怕热，容易流汗，体温较高；对气候适应力较强，不喜穿厚重衣物。

6. 大小便

内脏较热，易发生便秘；小便热赤、大便熏臭。

二、常见疾病

阳盛体质易患：发热、皮疹、头痛、咳嗽、关节痛、肝脏疾病等。

三、刮痧调理

阳盛体质的保健和调理，可用以下刮痧方法：先刮拭头部区域中，督脉的百会。再依次刮拭背部区域中，督脉的大椎至身柱，膀胱经的双侧肾俞，胆经的双侧肩井；腹部区域中，肝经的双侧期门、章门二穴；上肢区域中，大肠经的双侧曲池、合谷二穴至商阳穴。最后刮拭下肢区域中，肝经的双侧太冲穴至行间穴。

四、家庭保健方法

1.精神修养

阳盛之人好动易发怒，故平日要加强道德修养和意志锻炼，培养良好的性格，用意识控制自己，遇到可怒之事，用理性克服情感上的冲动。

2.体育锻炼

积极参加体育活动，让多余阳气散发出去。游泳是首选项目，此外，也可进行跑步、武术、球类运动等，也可根据爱好选择进行。

3.饮食调理

日常生活中常用菊花、苦丁茶沸水泡服。大便干燥者，服用麻子仁丸或润肠丸；口干舌燥者，用麦门冬汤；心烦易怒者，宜服丹栀逍遥散。

补血、养阴——阴虚体质刮痧

一、症状表现

1.形体特征

多为体形瘦长，主要表现是手足心热，易口燥咽干口渴，喜冷饮，大便干燥；或见面色潮红，两目干涩，视物模糊，皮肤偏干，眩晕耳鸣，睡眠质量差等。

以上是五脏阴虚的共有症，治疗阴虚的原则是养阴。但是，不同的脏腑阴虚又有各自不同的表现：

（1）干咳少痰，潮热盗汗，属于肺阴虚。

（2）心悸健忘，失眠多梦，属于心阴虚。

（3）腰酸背痛，眩晕耳鸣，男子遗精，女子月经量少等，属于肾阴虚。

（4）胁痛、视物昏花，属于肝阴虚。

2.心理特征

多为性情急躁，外向好动，活泼等性格。同时对外界环境适应能力表现为不耐热邪，耐冬不耐夏，不耐受燥邪。

二、常见疾病

阴虚体质易患：便秘、口疮、甲状腺功能亢进、高血压、慢性咽炎、系统性红斑狼疮等。

三、刮痧调理

阴虚体质的保健和调理，可用以下刮痧方法：先刮拭背部区域中，膀胱经的双侧肺俞、肾俞；再依次刮拭腹部区域中，任脉的神阙至关元；上肢区域中，肺经的双侧列缺至太渊，心包经的双侧内关；最后刮拭下肢区域中，脾经的双侧三阴交，肾经的双侧涌泉、太溪。

四、家庭保健方法

1.应当避免熬夜

熬夜损阳耗阴，会让阴虚体质雪上加霜。另外，中医有句话"春夏养阳，秋冬养阴"，也跟"夜间养阴"一个道理。秋冬时期阴气比较盛，我们应该因势利导来养阴气，尤其是晚上睡好觉，节制房事，惜阴保精。

2.安心凝神

阴虚质的人性情较急躁，外向好动、活泼，常常心烦易怒。所以，这类人要时刻记得宁静安神，控制脾气，否则会因情绪过激，暗耗阴血，易加重阴虚体质。

益胃、健脾——气虚体质刮痧

一、症状表现

1.总体特征

元气不足，以疲乏、气短、自汗等气虚表现为主要特征的体质。说话声音很轻，有气无力。如果说快一些，往往会上气不接下气。

2.形体特征

这种体质的人一般肌肉松软不实，气短懒言，面色淡白，容易疲乏，精神不振，容易出汗，舌淡红，舌边有齿痕，脉弱。

3.性格特征

内向，不喜冒险。

二、常见疾病

气虚体质易患：肥胖症、肾下垂、胃下垂、子宫脱垂、过敏性鼻炎、慢性支气管炎、自汗、闭经、习惯性便秘、慢性盆腔炎、月经不调等。

三、刮痧调理

气虚体质的保健和调理，可用以下刮痧方法：先刮拭头部区域中，督脉的百会；再依次刮拭背部区域中，膀胱经的双侧脾俞、胃俞至肾俞；胸腹部区域中，任脉的膻中、中脘至下脘；上肢区域中，心包经的双侧内关；最后刮拭下肢区域中，胃经的双侧足三里至条口，肾经的双侧涌泉。

四、家庭保健方法

（1）心情愉快，性格开朗，不仅可以增进机体的免疫力，而且有利于身心健康，同时还能促进身体骨骼里的骨髓造血功能旺盛起来，使得皮肤红润，面有光泽。所以，应该经常保持乐观的情绪。

（2）保证有充足睡眠及充沛的精力和体力，并做到起居有时、娱乐有度、劳逸结合。要学会科学生活，养成现代科学健康的生活方式，不熬夜，不偏食，戒烟限酒，不在月经期或产褥期等特殊生理阶段同房等。

（3）要经常参加体育锻炼，特别是生育过的女性，更要经常参加一些力所能及的体育锻炼和户外活动，每天至少半小时，如健美操、跑步、散步、打球、游泳、跳舞等，可增强体力和造血功能。

疏肝、利胆——气郁体质刮痧

一、症状表现

（1）体形多数偏瘦；表情郁闷、不开心；脸色发黄、无光泽，郁结严重的，脸色会发青黄。

（2）常常叹气，叹气是气机郁滞，郁滞了就会感觉闷，不舒服，就会无意识地通过叹气来舒展气机，所以常叹气。

（3）咽喉不利，总是感觉咽部有异物，吐又吐不出来。

（4）月经前有比较明显的乳房胀痛和少腹胀痛，这是明显的气郁体质的特征。

（5）睡眠不好，大便干燥。气郁体质因为阴阳之气的运行不顺，出阳入阴也不顺，所以睡眠很差，粪便在肠道内待得时间长，导致干燥。

（6）性格内向，不爱说话，内心特敏感，内心斤斤计较，这种人易得胃溃疡、月经病，易有肿瘤。这种人对精神刺激的承受能力比较差，常常郁郁寡欢，有胸闷，爱叹气。

二、常见疾病

气郁体质易患：抑郁症、狂躁症、失眠、胸痛和肋间神经痛、乳腺增生、月经不调、痛经、慢性咽喉炎、甲状腺功能亢进、消化道溃疡、偏头痛等。

三、刮痧调理

气郁体质的保健和调理，可用以下刮痧方法：先刮拭背部区域中，膀胱经的双侧肝俞至胆俞，胆经的双侧肩井；再依次刮拭胸腹部区域中，任脉的膻中，肝经的双侧期门、章门二穴；上肢区域中，三焦经的双侧支沟至外关；最后刮拭下肢区域中，胆经的双侧阳陵泉至外丘，肝经的太冲至行间。

四、家庭保健方法

1.精神调养

忧思郁怒、精神苦闷是导致气血郁结的原因所在。气郁体质者的养生法重在心理卫生和精神调养。可多参加社会活动、集体文娱活动；常看喜剧、滑稽剧以及富有鼓励和激励意义的电影、电视等；多听轻快、明朗、激越的音乐，以提高情志；多读积极的、鼓励的、富有乐趣的、展现美好生活前景的书籍，以培养开朗、豁达的性格；在名利上不计较得失，胸襟开阔，不患得患失，要知足常乐。

2.环境调养

肝气郁结者居室应保持安静，禁止喧哗，光线宜暗，避免强烈光线刺激。心肾阴虚者居室宜清静，室内温度宜适中。同时注意劳逸结合，早睡早起，保证有充足的睡眠时间。

益气、养血——血虚体质刮痧

一、症状表现

（1）面色苍白，唇色爪甲淡白无华，头晕目眩，肢体麻木，筋脉拘挛，心悸怔忡，失眠多梦，皮肤干燥，头发枯焦，以及大便燥结、小便不利等。这是因为心主血，肝藏血，所以临床上血虚主要表现在心肝二脏。心血不足表现为心悸怔忡、失眠多梦、神志不安等。肝血不足，不能上荣则面色无华、眩晕耳鸣、两目干涩、视物不清或雀目；不能濡养筋脉，则肢体麻木、筋脉拘挛等。

（2）少气懒言、语言低微、疲倦乏力、气短自汗等。这是因为血为气之母，气赖血以附，血载气以行。血虚，气无以附，遂因之而虚，所以血虚常伴随气虚，患者不仅有血虚的症状，而且还有气虚症状。

二、常见疾病

血虚体质易患：眩晕、崩漏、再生障碍性贫血等。

三、刮痧调理

血虚体质的保健和调理，可用以下刮痧方法：先刮拭头部区域中，督脉的百会；再依次刮拭背部区域中，膀胱经的双侧心俞至脾俞；腹部区域中，任脉的巨阙至中脘；上肢区域中，心经的双侧阴郄至神门；最后刮拭下肢区域中，脾经的双侧血海、三阴交，胃经的双侧足三里。

四、家庭保健方法

1.精神调养

心情愉快，性格开朗，不仅可以增进机体的免疫力，而且有利于身心健康，同时还能促进身体骨骼里的骨髓造血功能旺盛起来，使得皮肤红润，面有光泽。所以，应该经常保持乐观的情绪。

2.睡眠调养

保证有充足睡眠及充沛的精力和体力，并做到起居有时、娱乐有度、劳逸结合。要学会科学生活，养成现代科学健康的生活方式，不熬夜，不偏食，戒烟限酒，不在月经期或产褥期等特殊生理阶段同房等。

3.运动调养

要经常参加体育锻炼，增加户外活动。

4.眼睛调养

传统中医学认为"久视伤血"，所以血虚体质的人要注意眼睛的休息和保养，防止因为过度用眼而耗伤身体的气血。

活血、通络——血瘀体质刮痧

一、症状表现

（1）身体会出现疼痛，如刀割针刺，痛处不移而拒按，夜间加剧。

（2）皮肤干燥、瘙痒，会莫名其妙地经常出现青斑、肿物包块等。

（3）两颊会出现特别细小的血丝和痤疮，并容易脱发。

（4）出血，血色紫暗，月经不调或夹有血块。

（5）面色晦暗、嘴唇和指甲暗紫、容易出现褐斑和黑眼圈。

（6）记忆力衰退，精神狂躁，容易忘事，丢三落四，还经常烦躁易怒。

（7）肢体麻木或偏瘫，水肿胀满等。

二、常见疾病

血瘀体质易患：冠心病、肝硬化、脑梗死、高血压、关节炎、心肌梗死、肝纤维化、肾炎、肾纤维化等。

三、刮痧调理

血瘀体质的保健和调理，可用以下刮痧方法：先刮拭背部区域中，督脉的大椎，膀胱经的双侧心俞至膈俞，与大椎至至阳平行的双侧夹脊（奇穴）；再依次刮拭腹部区域中，任脉的膻中至中庭；上肢区域中，心包经的双侧曲泽、郄门二穴至内关；最后刮拭下肢区域中，脾经的双侧血海、阴陵泉二穴。

四、家庭保健方法

1.运动调养

多运动，心肺功能被唤起非常有助于消散瘀血。但是中老年血瘀体质的人不宜参加剧烈、爆发力强的运动。

2.情绪调养

典型的血瘀体质，绝大多数是情志不舒，多去参加一些团体活动，培养一些兴趣，让自己乐观起来，沉浸在一种爱好里，转移注意力。

3.起居

早睡早起是非常重要的，血瘀主要是因为肝气不舒，子时之前睡觉才能保证肝血更新。保养的关键在春天和清晨。春季和早晨阳气生发，应多做舒展活动。秋冬要特别注意保暖。

健脾、祛湿——痰湿体质刮痧

一、症状表现

（1）体形肥胖，腹部肥满而松软，四肢水肿，按之凹陷；性格比较温和，面部皮肤油脂较多，面色淡黄而暗，眼泡微肿；容易困倦，面少血色，白中常发青，且少光泽。

（2）舌体胖大，苔滑腻，舌苔白腻或甜，舌边常有齿印成排。

（3）嘴唇色淡，口中黏腻，很少感觉口渴，不想喝水，容易出汗，汗出后皮肤多凉；关节疼痛、肌肤麻木不仁，易出现耳鸣，年过60岁者中耳聋者多见。

（4）人体好蜷缩，手足冰凉，胸闷，痰多。

（5）脉濡而滑，懒动嗜睡、喜食肥甘甜黏，喜欢过夏，不喜过冬。

（6）大便次数多，不成形，尤其是早晨大便急，一泻为快，一夜三四次小便，且尿量多而色清如水。

二、常见疾病

痰湿体质易患：急慢性支气管炎、支气管哮喘、咽喉炎、食管炎、眩晕、脑血管病后遗症、神经官能症、精神分裂症、癫痫、甲状腺肿大、肥胖等。

三、刮痧调理

痰湿体质的保健和调理，可用以下刮痧方法：先刮拭背部区域中，膀胱经的双侧脾俞至肾俞；再依次刮拭腹部区域中，任脉的上脘至中脘；上肢区域中，肺经的双侧列缺至太渊；最后刮拭下肢区域中，胃经的双侧足三里至丰隆，脾经的双侧阴陵泉。

四、家庭保健方法

（1）加强运动，强健身体机能，加强脾胃功能。

（2）不宜在潮湿的环境里久留，在阴雨季节要注意避免湿邪的侵袭。平时还应定期检查血糖、血脂和血压。

（3）嗜睡者应逐渐减少睡眠时间，多进行户外活动，多晒太阳，使得身体机能活跃起来。

（4）洗澡应洗热水澡，适当出汗为宜；穿衣尽量保持宽松，面料以棉、麻、丝等透气散湿的天然纤维为主，这样有利于汗液蒸发，祛除体内湿气。

（5）注意保暖。寒凉的天气不利水湿在体内运化，常会伤及脾胃，痰湿体质在寒凉的天气症状会更明显。所以一定要注意保暖防寒。

调理身体，远离亚健康状态

解毒健体——刮痧调理身体上火

一、症状表现

上火是中医术语，意为人体阴阳失衡，内火旺盛。中医的上火是对一些常见症状的综合说法，不同的"火"又有不同的症状表现。

根据中医的三焦来划分，火可以分为三种：将头晕、咽喉肿痛等偏上部位的火热症状叫"上焦火"，将烦热口渴、胃脘痛等中间部位的叫"中焦火"，将便秘、尿赤等偏下部位的叫"下焦火"。

根据各个不同脏腑的症状和表现来分，又可大致将上火的类型分为以下五种：

1. 心火

心火分虚实两种，虚火表现为低热、盗汗、心烦、口干等；实火表现为反复口腔溃疡、牙龈肿痛、口干、小便短赤、心烦易怒等。

2. 肺火

肺火者或因气候骤然变化，身体不能适应；或由于劳倦过度，消耗了超量的体内阴液，从而引发肺火亢奋，这在老年群体中比较多见。主要表现为干咳少痰、痰中带血、咽痛暗哑、潮热盗汗等。

3. 胃火

胃火者由于饮食不节、嗜酒、过食肥甘辛辣厚味，形成"食积"，生热化"火"，以致胃火炽盛。症状为胃部灼热疼痛、口干口臭、腹痛便秘、牙龈肿痛等。多以山楂、生石膏、铁树叶等药物泻胃火。

4. 肝火

"暴怒伤肝，五志化火"，有些人心胸狭窄，沉郁寡欢，遇事心烦易怒，从而导致肝郁气滞而肝火上炎。肝火有下列症状：口干舌燥、口苦、口臭、头痛、头晕、眼干、睡眠不稳定、身体闷热、舌苔增厚等。

5. 肾火

肾火者主要表现为头晕目眩、耳鸣耳聋、发脱齿摇、睡眠不安、五心烦热、形体消瘦、腰膝酸软等。

二、刮痧调理

身体上火的保健和调理，可用以下刮痧方法：先刮颈椎；由上向下，保持一定的按压力去刮动，以稍痛为度，不要太过用力。然后分别刮左侧颈肩和右侧颈肩，从上向下，直至出痧。颈肩刮完后，顺着肩胛骨内侧的上背部去刮，自上而下，先左边后右边，直至出痧。长期坚持，可改善体质，使人体不易上火。

三、家庭保健方法

（1）保持科学的生活规律，按时作息，定时定量进餐，不为赶时间放弃一顿，也不为一席佳肴而暴饮暴食。

（2）安排各种活动需适当而有节制，保证充足的睡眠，劳逸结合，避免熬夜，以免过度疲劳、抵抗力下降。

（3）在"上火"期间，不宜吃辛辣食物、喝酒、抽烟等，应注意保持口腔卫生，经常漱口，多喝水，并在医生指导下服用"清火"药物。如果"上火"症状比较明显，一周以上还没有好转，需及时到医院就诊。

（4）调整情绪也非常重要。焦躁的情绪会"火上浇油"，保持心情舒畅有助于调节体内的"火气"。

（5）降火的药物并不是所有人都适合，一定要在医生指导下服用，对症治疗。

活血化瘀——刮痧调理机体疲劳

一、症状表现

机体疲劳是机体生理过程不能将其机能持续在一特定水平或各器官不能维持其预定的运动强度的情况。连续的体力或脑力劳动使工作效率下降，这种状态就是疲劳。人们通常把疲劳分为生理疲劳和心理疲劳两种。前者主要针对体力劳动而言，主要表现为肌肉酸痛、疲倦、无力等；后者主要指脑力劳动而言，主要表现为心情烦躁、注意力涣散、思维不敏捷、反应迟钝等。

具体来说，机体疲劳的主要症状表现有以下几个方面。

1.憋气

时常气短胸闷、呼吸短促、手足心热或手足冰凉、麻木。晚上睡觉时呼吸急促，醒来后感到胸闷、喘息、心神不宁，甚至出现心情抑郁、失眠；白天在稍微封闭一些的空间里，总能感觉头晕、眼花、心悸，甚至出现幻觉。易憋气的人外表表现出口唇绛紫、烦躁疲倦、舌暗苔白、精神恍惚、悲忧善哭，憋久了，就会引起血液循环受阻，甚至发生心肌梗死，危及生命。

2.疲惫

体力或心理负荷过重引起四肢乏力、腰膝酸软、心搏加快、失眠、出汗过多、全身肌肉软弱无力等不易解除的疲劳现象。眼窝凹陷，眼圈发黑，皮肤弹性下降，皱纹增多，皮肤干燥、无光泽，易起口疮、湿疹等炎症，情绪过于低落；容易累，想躺着，没有力气，全身倦怠感，身体素质全面下降，各方面免疫功能低下，许多疾病乘虚而入，导致身体状况越来越差。

3.烦躁

从早上起床开始就有不快感，头昏脑胀，常为一点小事发火，焦躁不安，时常头晕，坐立不安，心烦意乱，情绪非常不稳定，思维混乱，精力无法集中，记忆力持续衰退。尤其是一些经常熬夜的人群，头脑不清爽，面部疼痛、紧绷，眼睛疲劳，避光怕亮，起立时眼前发黑、耳鸣、咽喉有异物感。容易产生紧迫感、压力感、焦虑感和不被重视感，并引发焦虑、烦闷、忧郁、自卑、情绪低落等种种不良情绪。

4.疼痛感

无病因地感到有头昏头痛、肩颈酸痛、胃痛、背痛等种种疼痛现象，伴随咽干、咽痛或喉部有紧缩感，逐渐感觉到颈部淋巴结肿大或压痛，更广泛地体现为肌肉痛，关节痛，发热，持续24小时以上的倦怠感，时而是背部的隐隐作痛，时而是头部的剧烈疼痛。面部干涩、胃部痉挛、颈肩僵硬、膝盖酸痛、肌肉胀痛、乳房肿痛……痛得无欲无求，却不知原因何在。

二、刮痧调理

机体疲劳的保健和调理，可用以下刮痧方法。

方法一： 刮头部，可消除头部疲劳，让情绪安稳。

先以百会穴为起点分别向四神聪方向轻刮，每一方向刮拭10～20下，也可用梳刮法以百会为中心向四周放射刮拭；再以刮痧板的一个角点压按揉百会、太阳、天柱，每穴按揉1～3分钟；然后用直线刮法自风府至身柱刮10～20下，重点刮拭大椎；最后用弧线刮法刮拭颈部侧面的胆经，从风池刮至肩井，每侧刮拭20~30下。

方法二：刮背部，可消除由体力或心理负荷过重引起的机体疲劳。

用直线法刮拭脊柱两侧的膀胱经，重点刮拭心俞、脾俞、胃俞、肾俞，每一侧刮拭 10~20下。

方法三：刮四肢，可消除各种身体疼痛，如肩颈酸痛、背痛等。

先用直线法刮拭前臂外侧大肠循行区域，合谷、曲池、手三里可以用压法、按揉法；再用直线法刮拭心包经的内关，然后刮拭小腿外侧胃经的足三里，脾经的血海、三阴交，每侧刮拭10~20下。

三、家庭保健方法

1.肌肉放松法

体力劳动或体育锻炼、比赛后，可进行放松性慢跑，或轻轻拍打易疲劳的部位、肌肉，或做各种抖动肌肉的动作，都有助于肌肉的放松和消除肌肉的疲劳；也可坐下或躺下休息3~5分钟，从头到脚分段实施肌肉放松；或请旁人帮助按摩，必要时可擦些活络油、酸痛灵等。

2.休息恢复法

在稍事休息后洗个热水澡，能马上解除疲劳。对脑力劳动者，可停下手中的工作，躺下放松肢体，听音乐，也可练书法、绘画、散步等——这些都有消除生理疲劳的作用。

要科学用脑、劳逸结合，适当参加文体活动，如跳舞、做健身操、打太极拳、慢跑，或打高尔夫球、网球、乒乓球等。

一用就灵——刮痧调理大脑疲劳

一、症状表现

在持续较久或强度过大的脑力劳动过程中，脑细胞代谢产生的自由基，乳酸等许多有害物质大量淤积，阻塞了大脑的营养通道，造成血氧含量降低，血液循环不畅，在脑部营养和能量极度消耗的同时又阻碍了营养物质的有效吸收和利用，最终导致"大脑新皮质"与"大脑边缘系统"和"间脑"之间的平衡关系遭到损害，脑细胞活力受到抑制，出现信息流的增大和紊乱等造成的慢性疲劳综合征，就是大脑疲劳。

一般来说，大脑疲劳有以下症状。

（1）早晨醒来懒得起床，走路经常有抬不起腿的感觉，休息时总想把脚架在桌上。

（2）不想参加社交，懒得讲话，说话声音细而短，有气无力。

（3）记忆力下降，反应迟钝，经常提不起精神，过分地想用茶或者咖啡提神。

（4）口苦、无味、食欲不好，感到饭菜没有滋味，厌油腻，总想在饭菜中加些刺激性调料。

（5）心理常处于紧张状态，精神不振，思维紊乱，情绪波动，注意力分散，头晕头痛、眼睛疲劳、哈欠不断等。

（6）耳鸣、头昏、目眩、眼前冒金星、烦躁、易怒。入睡困难，易醒多梦。

二、刮痧调理

大脑疲劳的保健和调理，可用以下刮痧方法：先点揉翳风、头维、太阳三穴，然后刮前臂合谷、列缺穴，再刮下肢阳陵泉穴至足三里穴，最后刮血海穴。

三、家庭保健方法

生活中人们只要避免长期劳累或短期高强度工作，养成良好的生活方式和行为习惯，及早发现、治疗和控制慢性疾病，正确对待工作，量力而行，找到自己合适的位置，善于自我化解压力，大脑疲劳是可以预防的。具体可采取以下措施。

（1）重视自我保健，储蓄健康。做到大病懂预防，小病懂自治，无病会养生。

（2）做到劳逸结合。如果只会工作而不会休息，身体健康就很难保证。

（3）调整心态，保持心理平衡。遇到外源性精神刺激时，要尽量控制情绪，保持平衡心态，并在短时间内将其宣泄、化解，尽量保持"无忧、无虑、无愁"的心态。

（4）合理饮食，实现多样化、均衡化营养，少食辛辣刺激食物，可多吃鱼类、坚果类食物，以消除疲劳。

（5）加强身体锻炼，强健体魄，可有效防止疲劳的发生。

解忧除烦——刮痧解决焦虑问题

一、症状表现

焦虑是指一种缺乏明显客观原因的内心不安或无根据的恐惧，预期即将面临不良处境的一种紧张情绪，表现为持续性精神紧张（紧张、担忧、不安全感）或发作性惊恐状态（运动性不安、小动作增多、坐卧不宁、激动哭泣），常伴有自主神经功能失调表现（口干、胸闷、心悸、出冷汗、双手震颤、厌食、便秘等）。

焦虑的典型症状有下面几种。

1.惊恐发作

这是一类急性发作的强烈焦虑。患者会突然感到危机或威胁即将来临或死亡迫在眉睫，体验到强烈的恐惧，并产生立即逃离的冲动；同时出现各种躯体症状和认知症状，如心悸、出汗、震颤、摇晃、呼吸困难或窒息感、堵塞感、胸痛或不适、恶心或胃部不适、头昏或感到头重脚轻、害怕失去控制或濒死感、感觉异常，以及寒战或发热。

2.无名焦虑或飘浮性焦虑

这种焦虑的个体经常会预感到一些迫在眉睫，而且是不可避免的危险，但是又说不清楚危险来自哪里；同时，个体又怀疑自己是否有应对这种即将来临的危险的能力。

此种焦虑患者常会出现警觉性增高，运动性不安和躯体症状，如心跳加快、窒息感、胸部堵塞感或不适、恶心或胃部不适、出汗、面色潮红或苍白、震颤等。

3.忧虑性期待

这种焦虑患者常过分担心自己或亲友会发生不幸的事情或会发生非现实的威胁引起的焦虑。比如担心子女出门会发生诸如车祸的意外。他们常常有恐慌的预感，整日忧心忡忡、心烦意乱、坐卧不宁。其焦虑的程度与现实或诱发焦虑的事件本身的程度很不相称。

4.临场焦虑

这种焦虑往往与执行一项任务有关，完成该项任务越没有把握，焦虑也可能越大。考试前出现的焦虑即属此类。

二、刮痧调理

焦虑患者的保健和调理，可用以下刮痧方法：先刮拭头部区域，以头顶百会为中心，分别向前至前额、向后至天柱刮拭，并刮拭太阳、风池二穴；然后刮拭肩部区域的双侧肩周部，从上向下至肩井；再刮拭背部区域，胸椎、腰椎及两侧的督脉、膀胱经；最后刮拭足部区域中，足跗外侧、膀胱经的京骨。

三、家庭保健方法

（1）增加自信。自信是治愈神经性焦虑的必要前提。没有自信心的人，往往夸大失败的可能性，从而忧虑、紧张和恐惧。

（2）自我放松，从紧张情绪中解脱出来。

（3）把潜意识中引起痛苦的事情诉说出来，必要时可以发泄，发泄后症状一般可消失。

（4）转移自己的注意力，焦虑时，可以找一本有趣的能吸引人的书读，或从事紧张的体力劳动，忘却痛苦的事情。这样就可以防止胡思乱想再产生其他病症，同时也可增强适应能力。

（5）焦虑症患者大多数有睡眠障碍，此时可以进行自我暗示催眠，促使自己入睡。

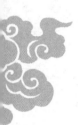

益气养心——刮痧缓解心悸气短

一、症状表现

1.心悸

心悸是指患者自觉心中悸动，甚至不能自主的一类症状。发生时，患者自觉心跳快而强，并伴有心前区不适感。善惊易恐，坐卧不安，甚至不能自主的情况。心悸一般还会伴随乏力、面色苍白和心律异常症状。通常发生在饭后和劳累后。

2.气短

气短是指患者呼吸急促，上气不接下气，多由缺氧、情绪紧张等引起。

二、刮痧调理

心悸气短的保健和调理，可用以下刮痧方法：先刮颈部大椎，再刮背部心俞、胆俞二穴，然后刮前胸的膻中至巨阙，最后刮上臂的间使、内关、神门三穴。

三、家庭保健方法

（1）环境因素：保持房内空气清新，环境安静，室内光线暗淡柔和，温度应保持在18～22℃，相对湿度为50%～60%，保持安静，避免突然的高声干扰等。

（2）情志调护：情志失调如思虑过度、惊恐等常为本病的诱因之一。中医认为人体的情志活动与内脏有密切的联系，情志之伤能损五脏，耗精伤神。情志不畅可致肝失条达，气机不畅，气血失调，过度思虑则伤脾。因此对患者要多加关心体贴，给予心理疏导，使其病情稳定，消除焦虑、烦躁不安、易怒恐惧等不良情绪。

（3）适当参加体育锻炼，如散步、打太极拳、做体操、练气功等，注意预防感冒等。

（4）心悸频繁发作者，嘱其休息，若为器质性病变嘱卧床休息。

（5）对重症心悸患者，嘱绝对卧床休息，严密观察脉象、呼吸、面色、血压的变化，若见脉结代、呼吸不畅、面色苍白等现象，立即报告医生，同时予以吸氧，针刺内关、神门等穴。

平衡阴阳——刮痧改善睡眠障碍

一、症状表现

睡眠障碍是指人的睡眠过程由于种种原因而形成一种不规则的睡眠状态。主要包括失眠、嗜睡、睡眠倒错、梦呓症、梦游症、夜游、梦魇等。许多睡眠障碍是由器质性病变造成的，但心理因素也起很大的作用，过于兴奋、抑郁、忧虑、焦虑、恐惧等都可能成为睡眠障碍的根源。睡眠障碍主要有下面几个症状。

（1）嗜睡：睡眠量过度增多。嗜睡是一种神经性疾病，常因各种脑病、内分泌障碍、代谢异常引起，经常出现短时间（一般不到15分钟）不可抗拒性的睡眠发作，往往伴有摔倒、睡眠瘫痪和入睡前幻觉等症状。

（2）失眠：无法入睡、睡眠量不足，整夜睡眠时间少于5小时，表现为入睡困难、浅睡、易醒或早醒等，失眠可由外界环境因素（室内光线过强、周围过多噪声、值夜班、刚到陌生的地方等）、躯体因素（疼痛、瘙痒、剧烈咳嗽、睡前饮浓茶或咖啡、夜尿频繁或腹泻等）或心理因素（焦虑、恐惧、过度思念或兴奋）引起。很多失眠患者常伴有神经衰弱、焦虑、抑郁等。

（3）睡眠中常出现一些异常行为，如梦游症、梦呓（说梦话）、夜惊（在睡眠中突然骚动、惊叫、心跳加快、呼吸急促、全身抽搐、定向错乱或出现幻觉）、梦魇（做噩梦）、磨牙、不自主笑、肌肉或肢体不自主跳动等。

本节重点讲嗜睡和失眠这两种情况。

二、刮痧调理

（1）失眠患者的保健和调理，可用以下刮痧方法：先点揉头顶四神聪，然后刮拭后头部区域的风池，再刮前臂神门、内关，最后刮踝部的申脉、照海，足背部行间至足窍阴。

（2）嗜睡患者的保健和调理，可用以下刮痧方法：先刮背部肾俞，由上至下，至皮肤发红、皮下紫色痧斑、痧痕形成为止。再刮拭腹部正中线中脘上下、关元，应一次到位，中间不宜停顿，至皮肤发红、皮下紫色痧斑、痧痕形成为止。腹部脐周和天枢，不宜重刮，30下左右，出痧为度。最后重刮下肢外侧足三里至丰隆，用刮板角部，重刮，30下左右，可不出痧。

三、家庭保健方法

1.失眠的家庭保健

（1）不要太计较睡眠的量。对睡眠量的要求是因人而异的，一个人一天并非一定要睡上7~8小时，合理的睡眠量应以能解除疲劳，保持精神愉快，能很好地进行一天的工作与学习为标准。相反，如果对睡眠的量过分计较，常因少睡半小时而心神不定，对"睡个好觉"只能是有害无益。

（2）坚持有规律的作息时间，在周末不要睡得太晚。如果你周六睡得晚周日起得晚，那么周日晚上失眠也就很正常了。

（3）睡前不要猛吃猛喝。在睡觉前大约2小时吃少量的晚餐，不要喝太多的水，因为晚上不断上厕所会影响睡眠质量；晚上不要吃辛辣的富含油脂的食物，因为这些食物也会影响睡眠。睡前要远离咖啡、茶和酒类等兴奋类食品及饮品。

（4）有规律地锻炼身体。下午锻炼是帮助睡眠的最佳方法，而有规律的身体锻炼能提高夜间睡眠的质量。

（5）保持睡眠环境的舒适。让睡觉的房间温度稍低，温度稍低有助于睡眠。同时要保证睡眠环境的安静。大睡要放在晚间。白天打盹可能会导致夜晚睡眠时间被"剥夺"。白天的睡眠时间严格控制在1小时以内，且不能在下午3点后还睡觉。 睡眠时尽量选择一张舒适的床，舒适的床会提供给你一个非常良好的睡眠空间。

（6）睡前洗澡。睡觉之前的一个热水澡有助于你放松肌肉，可令你睡得更好。

（7）不要依赖安眠药。在服用安眠药之前一定要咨询医生，建议你服用安眠药不要超过4周。

2.嗜睡的家庭保健

（1）生活节奏要规律。要克服嗜睡，首先生活节奏要把握好，不要三天两头一时冲动就熬通宵，不要睡觉时间时早时晚，要养成比较有规律的生活习惯。保证室内空气通畅，保证一定的睡眠时间。

（2）多运动。应多进行户外活动，进行一些适量的健身锻炼项目，可有效地改善生理功能，使身体呼吸代谢功能增强，加速体内循环，提高大脑的供氧量，嗜睡就会缓解。比如清晨信步慢行、做操、跑步、打太极拳等对于振奋精神十分有益。

一用就灵，刮痧治疗家庭常见病症

感冒

感冒是一种最常见的呼吸系统疾病。由于外感病邪不同，中医将感冒分为风寒型感冒、风热型感冒、暑湿型感冒和时行感冒（流行性感冒）四种类型。根据辨证施治的原则，不同类型的感冒应选用不同的方法治疗。

◎ 症状表现

（1）风寒型感冒：患者除了有鼻塞、打喷嚏、咳嗽、头痛等一般症状外，还有畏寒、低热、无汗、流清涕、吐稀薄白色痰等特点。这种感冒与患者感受风寒有关。治疗应以辛温解表为原则。

（2）风热型感冒：患者除了有鼻塞、流涕、咳嗽、头痛等感冒的一般症状外，还有发热重、痰液黏稠呈黄色等特点。治疗应以辛凉解表为原则。

（3）暑湿型感冒：患者表现为畏寒、发热、口淡无味、头痛、头胀、腹痛、腹泻等症状。此类型感冒多发生在夏季。治疗应以清暑、祛湿、解表为主。

（4）时行感冒：患者的症状与风热感冒的症状相似。但时行感冒患者较风热感冒患者的症状重，且季节不限，传染性较强。患者病情多重，病急，全身症状显著，可表现为突然畏寒、高热、头痛、怕冷、寒战、头痛剧烈、全身酸痛、疲乏无力、鼻塞、流涕、干咳、胸痛、恶心、食欲不振，婴幼儿或老年人可能并发肺炎或心力衰竭等症状。治疗应以清热解毒、疏风透表为主。严重者应及早隔离和治疗。

◎ 刮痧调理

感冒的治疗和调理，可用以下刮痧方法：

（1）风寒型感冒：先刮后头部风池，再刮颈部大椎及背部肺俞、风门、肩胛部，然后刮中府及前胸，放痧少商，最后刮拭足三里。由于肩部肌肉丰富，用力宜重。颈后高骨大椎，用力要轻柔，不可用力过重，可用刮板棱角刮拭，以出痧为度。

（2）风热型感冒：先刮后头部风池，再刮颈部大椎，然后刮拭上肢内侧曲池、尺泽，最后刮外关、合谷。从风池直向下刮3寸，中间不要停顿，用力不宜过重。颈后高骨大椎，用力要轻柔，不可用力过重，可用刮板棱角刮拭，以出痧为度。尺泽可重刮。

（3）暑湿型感冒：先刮胸部的膻中，再刮腹部的中脘，然后是上肢内侧的孔最，上肢外侧支沟和合谷，最后刮拭足三里、阴陵泉。由膻中至中脘，中间不要停顿，用力不可过重。

（4）时行感冒：可用扯痧法。在患者的印堂、太阳、大椎、廉泉与天突等穴连线处，将手指用清水湿润，五指弯曲，用食指与中指的第二指节对准穴位，将皮肤夹起，然后松开。这样一起一落，反复进行，每点夹撮6～8下，直至被夹处成为橄榄状之紫红色充血斑为度，每日2～3下。撮痧时，患者有出汗，效果较佳。适用于时行感冒早期。

◎ 保健方法

（1）多喝水，尤其是高热时更应多次饮水以补充水分的损失及起到降温作用。

（2）增加休息时间，保证充足的睡眠。增强身体的抗病能力。

（3）提高自身免疫力，经常搓手、热水泡脚，促进手部的血液循环，从而疏通经络，提高抵御感冒病毒的能力。

（4）保持居室通风，每天都要开窗通风一段时间。保持一定的湿度，尤其是在北方地区寒冷的冬季，家中有暖气或空调的情况下，室内环境会特别干燥，容易感冒。

（5）流感季节及时接种流感疫苗。

◎ 取穴定位

风池、大椎、肺俞、风门、中府、少商、足三里、曲池、尺泽、外关、合谷、膻中、中脘、孔最、支沟、阴陵泉、印堂、太阳、廉泉、天突。

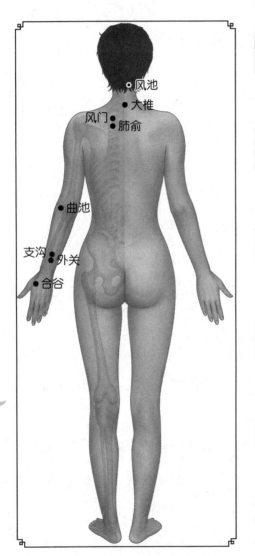

风池
在胸锁乳突肌与斜方肌上端之间凹陷中与风府穴相平处。

大椎
后正中线上，在第七颈椎棘突下凹陷中。

肺俞
在第三胸椎棘突下，旁开1.5寸处。

风门
在第二胸椎棘突下，旁开1.5寸处。

中府
胸前正中线旁开6寸，平第一肋间隙处。

少商
在手拇指末节桡侧，距指甲角0.1寸。

足三里
在小腿前外侧，当犊鼻下3寸，距胫骨前缘一横指处。

曲池
屈肘成直角，在肘横纹桡侧端与肱骨外上髁连线中点处。

尺泽
在肘横纹中，肱二头肌腱桡侧凹陷处。

外关
在阳池与肘尖的连线上，腕背横纹上2寸，尺骨与桡骨之间。

合谷
在手背，第一、二掌骨间，当第二掌骨中点桡侧。

膻中
在胸部正中线上，平第四肋间处。

中脘
在上腹部正中线上，当脐上4寸处。

孔最
在前臂掌面桡侧，尺泽与太渊连线上当腕横纹上7寸处。

支沟
在阳池与肘尖连线上，腕背横纹上3寸，尺骨与桡骨之间。

阴陵泉
在小腿内侧，当胫骨内侧髁下缘凹陷中。

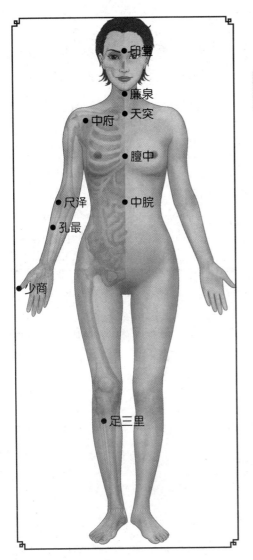

印堂

在两眉头连线中点处。

太阳

在眉梢与目外眦之间向后约1寸处凹陷中。

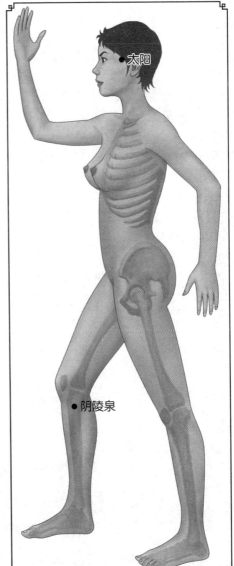

廉泉

在颈前正中线上，当舌骨体上缘中点处。

天突

在颈部前正中线上，当胸骨上窝中央。

咳嗽

咳嗽是指喉部或气管的黏膜受到刺激时迅速吸气，随即强烈地呼气，声带振动发声。咳嗽是呼吸系统疾病最常见的症状之一，它是一种保护性神经反射，通过咳嗽产生呼气性冲击动作，能将呼吸道内的异物或分泌物排出体外。剧烈长期咳嗽可导致呼吸道出血。

◎ 症状表现

咳嗽主要分为急性咳嗽、亚急性咳嗽和慢性咳嗽。

（1）急性咳嗽是指3周以内的咳嗽，是呼吸科最常见的症状。病因包括病毒、支原体或细菌导致的急性支气管炎、肺炎、呼吸道感染、肺结核，以及气管异物。

（2）亚急性咳嗽指持续时间在3～8周的咳嗽，病因较为复杂。

（3）慢性咳嗽持续时间超过8周，可持续数年甚至数十年。慢性咳嗽的病因较为复杂，以变异性哮喘咳嗽和上呼吸道咳嗽综合征最为常见。

中医分为外感咳嗽和内伤咳嗽。外感咳嗽多为新病，起病急，病程短。内伤咳嗽多为久病，常反复发作，病程长。

◎ 刮痧调理

（1）外感咳嗽的治疗和调理，可用以下刮痧方法：先刮颈部大椎，再刮背部风门、肺俞、身柱，然后刮胸部中府、膻中，最后刮足背部太冲。手法用泻法，大椎、肺俞可放痧。

（2）内伤咳嗽的治疗和调理，可用以下刮痧方法：先刮颈部大椎穴，再刮背部的风门、肺俞、身柱、脾俞、肾俞等穴，最后刮胸部中府、膻中。手法用补法。

◎ 保健方法

（1）加强锻炼，多进行户外活动，提高机体抗病能力。经常开窗，流通新鲜空气。

（2）气候转变时及时增减衣服，防止过冷或过热。保持身体温暖，避免身体受风。

（3）休息可减轻病情，所以咳嗽患者要注重休息。

（4）多喝水，感冒或咳嗽要及早治疗，不要拖延。

◎ 取穴定位

大椎、风门、肺俞、身柱、中府、膻中、太冲、脾俞、肾俞。

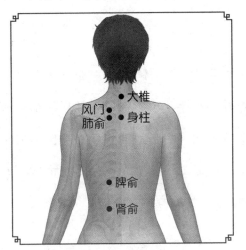

大椎

后正中线上，在第七颈椎棘突下凹陷中。

风门

在第二胸椎棘突下，旁开1.5寸处。

肺俞

在第三胸椎棘突下，旁开1.5寸处。

身柱

后正中线上，在第三胸椎棘突下凹陷中。

中府

胸前正中线旁开6寸，平第一肋间隙处。

膻中

在胸部正中线上，平第四肋间处。

太冲

在足背第一、二跖骨接合部前凹陷中。

脾俞

在第十一胸椎棘突下，旁开1.5寸处。

肾俞

在第二腰椎棘突下，旁开1.5寸处。

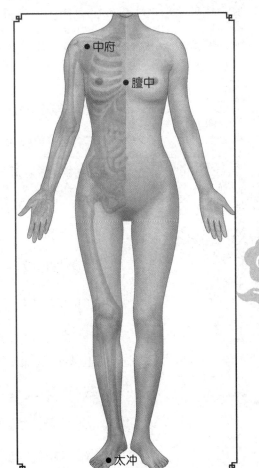

偏头痛

偏头痛又称血管神经性头痛，这是一种具有特殊表现的头痛，90%发于女性，剧烈头痛呈周期性或反复发作。通常初起于一侧的前额部或太阳穴附近，渐渐扩展到整个一侧头部，也可累及两侧。发作前眼前会闪现星星样或火花样的图像，一般持续15～20分钟消失，旋即头痛发作。

◎ 症状表现

头痛的程度有轻有重，多为胀痛或搏动样跳痛。严重者似刀割样、撕裂样，疼痛难忍，日轻夜重，并在持续中加重，伴有恶心、呕吐、意识不清，甚至抽搐昏迷，这种情况多为脑肿瘤或脑膜炎引起，病情危重。

◎ 刮痧调理

偏头痛的治疗和调理，可用以下刮痧方法：先点揉头部翳风、头维、太阳三穴，各5分钟，手法不宜过重；然后刮前臂合谷穴、列缺穴，重刮，可用刮板角部刮拭；再刮下肢阳陵泉穴至足三里穴，宜用刮板角部重刮，出痧为度；最后重刮血海穴，宜用刮板角部重刮，出痧为度。

◎ 保健方法

（1）尽可能多休息：可能的话，找一个安静幽暗的房间躺下来睡一觉，但避免睡得过多，以免睡醒后，反而出现头痛。

（2）平躺着睡：睡眠姿势怪异或趴着睡（腹朝下），皆会收缩颈部肌肉，进而引发头痛。而平躺的睡姿则有利于缓解头痛。

（3）冷敷与热敷：有些人喜欢在额头及颈部冷敷，这种方法对许多人有效；而另一些人则偏好热敷颈部或洗热水澡。当头痛发作时你可以根据情况，用热敷或冷敷袋覆盖额头，并按摩太阳穴的血管以减轻头痛。这是偏头痛的家庭治疗方法之一。

（4）戴头带：偏头痛发作时，在头上绑一绷带，可减少流向头皮的血液，因而减轻偏头痛。

（5）保护眼睛：刺眼的光线，如阳光、镁光灯、电视荧幕等，会使你眯眼，产生眼睛疲劳，最后引发头痛。当你要外出时，记得戴太阳眼镜。如果你在电脑前工作，要隔上一段时间就尽量休息一会儿。

（6）少喝酒、少吃盐、少服用咖啡和巧克力。这些都可造成血管扩张，引发偏头痛。

（7）准时用餐：省略或延迟用餐皆可能引起头痛。错过一餐，会引起肌肉紧绷，而当血糖因缺乏食物而降低时，脑部的血管会收缩，当你再度进食时，会使这些血管扩张进而引发头痛。

（8）要进行适当的体育活动，保持愉快平和的心态等。

◎ 取穴定位

翳风、头维、太阳、合谷、列缺、阳陵泉、足三里、血海。

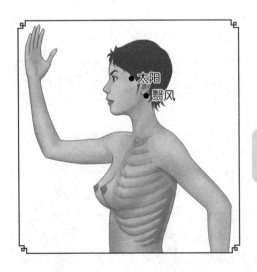

翳风

在耳垂后方，当乳突与下颌角之间的凹陷处。

太阳

在眉梢与目外眦之间向后约1寸处凹陷中。

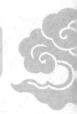

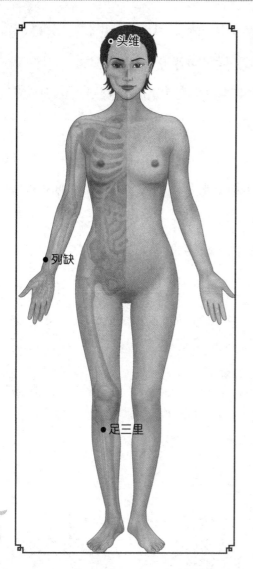

头维

列缺

足三里

头维

在头侧部，当额角发际上0.5寸，头正中线旁开4.5寸处。

合谷

在手背，第一、二掌骨间，当第二掌骨中点桡侧。

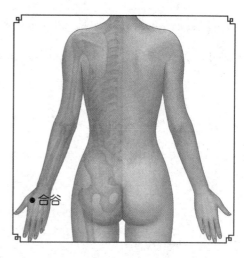

合谷

列缺

在前臂桡侧缘，桡骨茎突上方，腕横纹上1.5寸处。

阳陵泉

在小腿外侧，当腓骨小头前下方凹陷处。

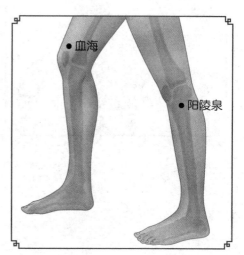

血海

阳陵泉

足三里

在小腿前外侧，当犊鼻下3寸，距胫骨前缘一横指处。

血海

屈膝，在髌骨内上缘上2寸处。

◎ 症状表现

腹泻是大肠疾病最常见的症状，是指原来的排便习惯发生了改变，一般具有以下3个条件。

（1）大便次数明显增多。

（2）粪便变稀，形态、颜色、气味改变，含有脓血、黏液、不消化食物、脂肪，或变为黄色稀水或绿色稀糊，气味酸臭。

（3）大便时有腹痛、下坠、里急后重、肛门灼痛等症状。

◎ 刮痧调理

腹泻的治疗和调理，可用以下刮痧方法：先用补法轻刮背部区域的脾俞、肾俞、大肠俞三穴，刮至出现痧痕为止。然后在腹部，用补法轻刮中脘、关元、天枢等穴，刮至出现痧痕为止。最后轻刮下肢部区域的足三里、上巨虚等穴，以有酸胀感为度。

◎ 保健方法

腹泻是日常生活的常见疾病，对人体的消耗很大，因此，掌握护理及治疗常识，是十分有必要的。

（1）要把每次大便的性状、颜色、次数、有无脓血以及大便时有无腹痛等情况详细记录下来，以帮助医生继续诊治。假如患者是第一次去医院，则应该留好大便标本，交医护人员化验，以便医生对症下药。

（2）腹泻的患者适合多吃一些营养丰富、易消化、低油脂的食物，如稀饭、汤面等半流食，使胃肠得到休息。

（3）腹泻患者要注意卧床休息，以减少体力消耗和肠蠕动次数，另外要注意患者的腹部保温，受凉会使病情加重。

（4）患者在治疗期间要多喝水，最好是喝口服补液盐，以

腹泻

腹泻是因感受外邪，或饮食内伤，致使胃肠失调，以排便次数增多，质稀溏或如水样为主要表现的病症。可伴有腹胀、腹痛等症。常见于急慢性肠炎或肠功能紊乱。急性腹泻起病突然，病程短，可伴有恶寒、发热等。慢性腹泻起病缓慢，病程较长，反复发作，时轻时重，常因饮食不当，受寒或情绪变化而诱发。

防止腹泻导致的脱水现象。

（5）对腹泻频繁的患者要注意肛门护理，便后应先用吸水性强的软纸擦拭，再用热毛巾擦拭干净。如患者肛门发红，可涂少量软膏类抗生素。

（6）要搞好家居卫生，处置好患者的粪便，对患者用过的餐具、便器、卧具都应该消毒，以避免疾病在家庭中的传播和流行。

◎ 取穴定位

脾俞、肾俞、大肠俞、中脘、关元、天枢、足三里、上巨虚。

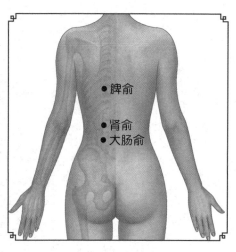

脾俞

在第十一胸椎棘突下，旁开1.5寸处。

肾俞

在第二腰椎棘突下，旁开1.5寸处。

大肠俞

在第四腰椎棘突下，旁开1.5寸处。

中脘

在上腹部正中线上，当脐上4寸处。

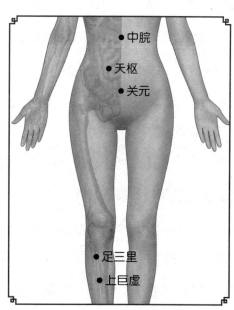

关元

在下腹部正中线上，当脐下3寸处。

天枢

在腹中部，当脐中旁开2寸处。

足三里

在小腿前外侧，当犊鼻下3寸，距胫骨前缘一横指处。

上巨虚

在小腿前外侧，当犊鼻下6寸，距胫骨前缘一横指（中指）。

◎ 症状表现

中暑分为先兆中暑、轻度中暑、重度中暑。

（1）先兆中暑主要表现为头痛、眼花、耳鸣、头晕、口渴、心悸、体温正常或略升高，体温一般不高于37.5℃，短时间休息可恢复。

（2）轻度中暑除以上症状外，体温在38℃以上，面色潮红或苍白、大汗、皮肤湿冷、血压下降、脉搏增快，经休息后，可恢复正常。

（3）重度中暑也称热衰竭，除了上述症状外，还表现为皮肤凉、过度出汗、恶心、呕吐、瞳孔扩大、腹部或肢体痉挛、脉搏快，常伴有昏厥、昏迷、高热，体温在40℃以上，甚至意识丧失。这种情况应及时送医院治疗。

◎ 刮痧调理

中暑的治疗和调理，可用以下刮痧方法：先刮颈部区域的风府至哑门，由上至下，宜用刮板角部，出痧为度。然后推按大椎穴，使血液积聚，大椎放痧；再刮拭背部区域膀胱经，用刮板角部由上至下刮拭；最后刮上肢区域的内关和手背部合谷。

◎ 保健方法

（1）夏日出门时记得要备好防晒用具，最好不要在烈日下行走。

（2）老年人、孕妇和患有慢性疾病的人，特别是患有心血管疾病的人，在高温季节要尽可能地减少外出活动。夏天日长夜短，气温高，人体新陈代谢旺盛，容易感到疲劳，应保持充足的

中暑

水、电解质代谢紊乱及神经系统功能损害的症状的总称。

中暑是指在高温、湿度大和太阳照射过久的情况下，人体体温异常升高，

睡眠。睡眠时注意不要正对空调的出风口或电风扇。

（3）先兆中暑和轻症中暑可用刮痧的方法治疗。而对重症中暑，临场除采取物理降温措施外，应急送医疗机构处理，不在刮痧治疗之列。有高血压、糖尿病、动脉粥样硬化的患者中暑时也不宜刮痧。

◎ 取穴定位

风府、哑门、大椎、内关、合谷穴。

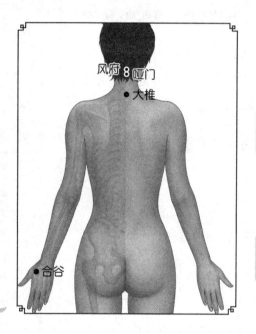

风府	哑门
在后发际正中直上1寸处。	在后发际正中直上0.5寸处。

大椎	合谷
后正中线上，在第七颈椎棘突下凹陷中。	在手背，第一、二掌骨间，当第二掌骨中点桡侧。

内关
在腕横纹上2寸，掌长肌腱与桡侧腕屈肌腱之间。

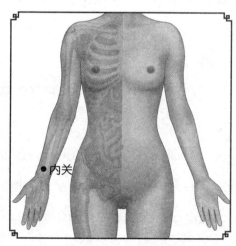

腰肌劳损

腰肌劳损是一种常见的腰部疾病，是腰部一侧或两侧发生疼痛之症，以腰部隐痛反复发作，劳累后加重、休息后缓解等为主要表现的疾病。

◎ **症状表现**

一般来说，腰肌劳损的症状有以下一些特点：

（1）腰部疼痛程度时强时弱，开始表现为间歇性疼痛，逐渐变为持续性疼痛，并逐渐加剧。

（2）按摩或捶腰可减轻疼痛。适当活动后腰痛能减轻，活动过度又加重，且反复发作。

（3）早晨起床时腰痛重，活动以后好转，白天症状较轻，夜间加重，有的还影响睡眠。工作或训练时减轻或消失，休息时加重。

（4）疼痛随天气变化，受凉或阴雨天疼痛加重。

（5）弯腰工作常觉困难，弯腰时间稍久疼痛加剧。

（6）腰痛范围较广，疼痛难以形容，比如隐痛、胀痛、酸痛，有的还伴有沉重感。

◎ **刮痧调理**

缓解腰肌劳损症状，可用以下刮痧方法：取俯卧位，在肩背到腰骶部区域，沿督脉、膀胱经和循行路线均匀涂上刮痧油，手持刮痧板，保持刮痧板与刮拭方向成45～60度夹角，分别自上而下循经刮拭，先刮拭背部正中线督脉区，从大椎至命门，再刮拭两侧膀胱经，刮拭时用力要均匀，刮拭力量适中，在痧点密集处可多刮数下，每周1～2次，5次为1个疗程。

◎ **保健方法**

（1）防止潮湿，寒冷受凉。不要睡在潮湿寒凉的地方。根据气候的变化，随时增添衣服，出汗及淋雨之后，要及时更换湿衣或擦干身体。天冷时可用电热毯或睡热炕。

（2）急性腰扭伤应积极治疗，安心休息，防止转成慢性。

（3）体育运动或剧烈活动时，要做好准备活动。

（4）纠正不良的工作姿势，如弯腰过久，或伏案过低等。

（5）防止过度劳累。人就像一台机器一样，过度的运转或超负荷的使用，必然会导致某些部件或整个机器的损害。腰部作为人体运动的中心，过度劳累，必然造成损伤而出现腰痛，因此，在各项工作或劳动中应注意有劳有逸。

（6）不要使用过软的床垫。睡眠是人们生活的重要部分之一，床的合适与否直接影响人的健康，过软的床垫不能保持脊柱的正常生理曲度，所以最好选择软硬适中的床垫。

（7）注意减肥，控制体重。身体过于肥胖，必然给腰部带来额外负担，特别是中年人和妇女产后，都是易于发胖的时期，节制饮食，加强锻炼是必要的。

（8）节制房事，"腰为肾之府"，房事过频必然有损于肾，肾亏则腰痛。

◎ 取穴定位

大椎、命门。

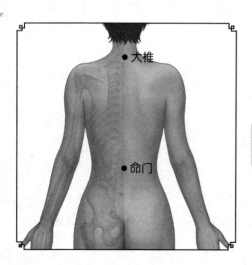

大椎
后正中线上，在第七颈椎棘突下凹陷中。

命门
第二腰椎棘突下凹陷中。

高血压

高血压病又称原发性高血压，是以动脉血压升高，尤其舒张压持续升高为特点的全身性慢性血管疾病。临床上凡收缩压等于或高于140毫米汞柱，舒张压等于或高于90毫米汞柱，具有二者之一项者即可诊断为高血压。

◎ **症状表现**

患者伴有全身症状如头痛、头晕、头胀、耳鸣、眼花、失眠、心悸等，其中头痛及头晕为本病常见症状，也可见头部沉重、颈项板紧感。本病为一种严重危害健康的常见病和多发病，其发病率随年龄的增长而增高，40岁以上增高迅速。高血压病是高级神经活动障碍所引起的疾病。中医认为本病多因精神紧张、忧思郁结，或多食肥甘、饮酒过度，使肝肾阴阳失去平衡所致。现代医学认为本病有一定的遗传性。

◎ **刮痧调理**

高血压的治疗和调理，可用以下刮痧方法：先刮风池、头后部、肩井及肩部，再刮背部膀胱经，然后刮手臂曲池穴，最后刮下肢的三阴交、足三里和太冲三穴。若身体胀痛不明显，则以督脉两旁俞穴，足太阳膀胱经，足少阳胆经及颈部、腋窝动脉行走部为重点刮痧区。头痛甚者，由百会开始由上往下重刮；情绪激动，伴有心悸、心烦者，加刮手少阴心经及手厥阴心包经；血压高同时体虚头晕之人，加刮下肢足太阴脾经及足阳明胃经。

◎ **保健方法**

（1）无高血压病者，应做到未病先防，如平素应积极开展养生防病；偶尔发现一两次血压升高，即应引起重视，如定期复查、及时开展防与治。

（2）患病后应加强摄生调养，尤其要保持心情舒畅，不必恐惧、焦虑和紧张，只要情志畅达、气血阴阳协调，自有益于本病的康复。

（3）注意劳逸结合，慎防劳心、劳力和房事太过。紧张的脑力劳动者尤需注意休息、娱乐；否则，长期精神紧张会使交感神经兴奋，肾上腺素分泌增加，小动脉收缩，从而使血压增高。

（4）经常散步或户外活动，以及郊游览胜，可促使气血阴阳平和，降低并稳定血压。

◎ 取穴定位

风池、肩井、曲池、三阴交、足三里、太冲。

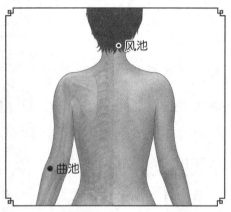

风池
在胸锁乳突肌与斜方肌上端之间凹陷中与风府穴相平处。

肩井
在肩上，当大椎与肩峰连线中点处。

曲池
屈肘成直角，在肘横纹桡侧端与肱骨外上髁连线中点处。

三阴交
在小腿内侧，当足内踝尖上3寸，胫骨内侧缘后方。

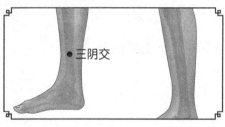

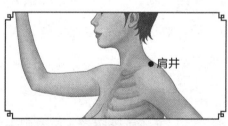

足三里
在小腿前外侧，当犊鼻下3寸，距胫骨前缘一横指处。

太冲
在足背第一、二跖骨接合部前凹陷中。

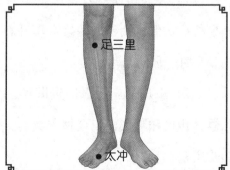

◎ 症状表现

临床上以高血糖为主要特点，典型病例可出现多尿、多饮、多食、消瘦等表现，即"三多一少"症状。糖尿病（血糖）一旦控制不好会引发并发症，导致肾、眼、足等部位的衰竭病变，严重者会造成尿毒症。

具体来说，糖尿病的常见症状有：

（1）多食：由于大量尿糖丢失，如每日失糖500克以上，机体处于半饥饿状态，能量缺乏需要补充而引起食欲亢进，食量增加。同时又因高血糖刺激胰岛素分泌，因而患者易产生饥饿感，食欲亢进，老有吃不饱的感觉，甚至每天吃五六顿饭，主食达1~1.5千克，副食也比正常人明显增多，还不能满足食欲。

（2）多饮：由于多尿，水分丢失过多，发生细胞内脱水，出现烦渴多饮，饮水量和饮水次数都增多，以此补充水分。排尿越多，饮水也越多，形成正比关系。

（3）多尿：尿量增多，即患者每昼夜尿量达3 000~5 000毫升，最高可达10 000毫升以上。排尿次数也增多，一两小时就可能小便1次，有的患者甚至每昼夜可达30余次。糖尿病患者血糖浓度增高，体内不能被充分利用，特别是肾小球滤出而不能完全被肾小管重吸收，以致形成渗透性利尿，出现多尿。血糖越高，排出的尿糖越多，尿量也越多。

（4）消瘦：指体重减少。由于胰岛素不足，机体不能充分利用葡萄糖，使脂肪和蛋白质分解加速来补充能量和热量，其结果使体内碳水化合物、脂肪及蛋白质被大量消耗，再加上水分的丢失，患者体重减轻、形体消瘦，严重者体重可下降数千克，以

糖尿病

糖尿病是由遗传因素、免疫功能紊乱、微生物感染及其毒素、自由基毒素、精神因素等各种致病因子作用于机体导致胰岛功能减退、胰岛素抵抗等而引发的糖、蛋白质、脂肪、水和电解质等一系列代谢紊乱综合征。

致疲乏无力，精神不振。同样，病程时间越长，血糖越高；病情越重，消瘦也就越明显。

◎ 刮痧调理

糖尿病的治疗和调理，可用以下刮痧方法：先刮拭颈部区域的人迎、廉泉，以皮肤潮红为度；再依次刮拭背部区域的肺俞、肝俞、脾俞、肾俞、膏肓、命门，至出现痧痕为止；然后刮拭腹部区域的中脘、关元，至出现痧痕为止；接着刮拭上肢部区域的神门、太渊、阳池；最后刮拭下肢部区域的足三里、三阴交、然谷。

◎ 保健方法

（1）定期检查。发现多尿、多饮、多食和体重减轻时，应及时到医院就诊。如确定为糖尿病，要积极配合医生治疗，以免延误病情。老年人"三多一少"症状不明显，应定期检查血糖、尿糖。

（2）调整生活规律。糖尿病属于慢性疾病，所以调整生活规律十分重要。最好按时起居，利于糖代谢。每周按时测量体重，作为计算饮食和观察疗效的依据。

（3）坚持运动。坚持适当的运动是控制血糖的重要手段，可采取适合自己的运动方式。老年肥胖病患者起床后要轻度活动。注射胰岛素的老年人，要尽量做一些散步等舒缓的活动，不要做剧烈运动，以免发生低血糖。

◎ 取穴定位

人迎、廉泉、肺俞、肝俞、脾俞、肾俞、膏肓、命门、中脘、关元、神门、太渊、阳池、足三里、三阴交、然谷。

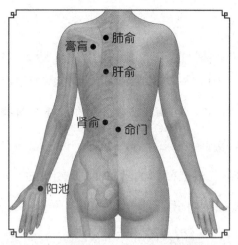

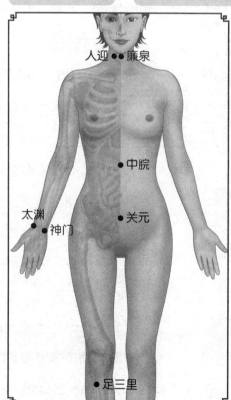

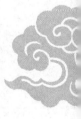

人迎

在颈部喉结旁，当胸锁乳突肌的前缘，颈总动脉搏动处。

廉泉

在颈前正中线上，当舌骨体上缘中点处。

肺俞

在第三胸椎棘突下，旁开1.5寸处。

肝俞

在第九胸椎棘突下，旁开1.5寸处。

肾俞

在第二腰椎棘突下，旁开1.5寸处。

膏肓

在第四胸椎棘突下，旁开3寸处。

命门

第二腰椎棘突下凹陷中。

中脘

在上腹部正中线上，当脐上4寸处。

关元

在下腹部正中线上，当脐下3寸处。

神门

在腕掌侧横纹尺侧端，尺侧腕屈肌腱桡侧凹陷中。

太渊

在腕掌侧横纹桡侧端，桡动脉搏动处。

阳池

在腕背横纹中，当指伸肌腱的尺侧缘凹陷处。

足三里

在小腿前外侧，当犊鼻下3寸，距胫骨前缘一横指处。

三阴交

在小腿内侧，当足内踝尖上3寸，胫骨内侧缘后方。

然谷

在足内侧舟骨粗隆下方，赤白肉际处。

肥胖症

当人体进食热量多于消耗热量时，多余的热量便以脂肪形式储存于体内，其量超过正常生理需要量，且达一定值时就演变为肥胖症。女性脂肪分布以腹、臀部及四肢为主，男性以躯干为主。

◎ **症状表现**

肥胖症的症状有：

（1）轻者无明显症状，中、重度肥胖表现有乏力、怕热、出汗，动则气短心悸，以及便秘、性功能减退，女性可伴有月经不调等症状，部分患者由于内分泌功能失调而水肿，也可因为脂肪过多或活动减少，下肢血液、淋巴液回流受阻而引起水肿。

（2）胸部脂肪过度堆积，可致低换气综合征：气促、脉快、无力、易倦、嗜睡、发绀，二氧化碳分压升高，氧分压、动脉氧饱和度下降。

（3）儿童肥胖运动不灵活，不愿参加活动，易出汗、心慌、气短亦是患儿活动后常见的症状。此外，患儿抵抗力低，易患呼吸道疾病，部分患儿伴有高血压、高脂血症等。

◎ **刮痧调理**

肥胖症的治疗和调理，可用以下刮痧方法：先刮拭背部区域中，膀胱经的双侧肺俞、脾俞、肾俞；再依次刮拭胸腹部区域中，任脉的膻中、中脘、关元；上肢区域中，肺经的双侧孔最至列缺，大肠经的双侧曲池；然后刮拭下肢区域中，胃经的双侧丰隆，脾经的双侧三阴交。最后直接刮拭肥胖的局部，应使按压力传导到皮下组织，促其被动运动，有利于加强新陈代谢，消除局部的水分和脂肪，达到减肥目的。

◎ **保健方法**

（1）运动要适量。肥胖症患者要运动，但是运动不能过度，否则有损身体健康。肥胖患者的运动量应逐渐提高，平均来说，女性宜消耗2 545千卡/周的热量来进行锻炼，男性为3 300千卡/周的锻炼量，时间分配上，每天4次，每次10分钟的活动量与每天1次40分钟的活动量减肥效果相当，且前者更利于随时随地进行锻炼，有利于长期坚持。

（2）减少久坐、久卧。现代化的生活方式增加了许多诸如看电视、玩电脑游戏之类的久坐活动，国外研究发现，肥胖症患者减少久坐之后，对长期减肥效果最好，而中医也认为"久卧伤气"，易导致痰湿血瘀积聚而肥胖，减少久卧则能避免痰湿积聚，这与行为治疗理论是相通的。

（3）改正自己的生活方式。现代生活方式已发展到使用多种机器来减少人体能量消耗的阶段，如洗衣机、电器遥控器、电梯、汽车等，经常使用这些机器会明显减少人类的运动量，导致肥胖的发生。因此，在日常生活中应尽量减少使用这些机器的时间，恢复传统中医提倡的养生之道，如"饭后百步走""动则谷气消"，这样能增加能量的消耗，比如爬楼梯、坐车提前一站下、减少开车、自己动手洗衣服等。

◎ 取穴定位

肺俞、脾俞、肾俞、膻中、中脘、关元、孔最、列缺、曲池、丰隆、三阴交。

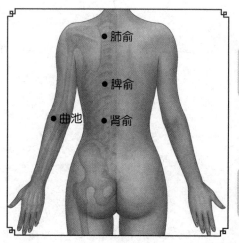

肺俞
在第三胸椎棘突下，旁开1.5寸处。

脾俞
在第十一胸椎棘突下，旁开1.5寸处。

肾俞
在第二腰椎棘突下，旁开1.5寸处。

曲池
屈肘成直角，在肘横纹桡侧端与肱骨外上髁连线中点处。

关元

在下腹部正中线上，当脐下3寸处。

中脘

在上腹部正中线上，当脐上4寸处。

孔最

在前臂掌面桡侧，尺泽与太渊连线上当腕横纹上7寸处。

列缺

在前臂桡侧缘，桡骨茎突上方，腕横纹上1.5寸处。

三阴交

在小腿内侧，当足内踝尖上3寸，胫骨内侧缘后方。

丰隆

在小腿前外侧，当外踝尖上8寸，条口外，距胫骨前缘二横指。

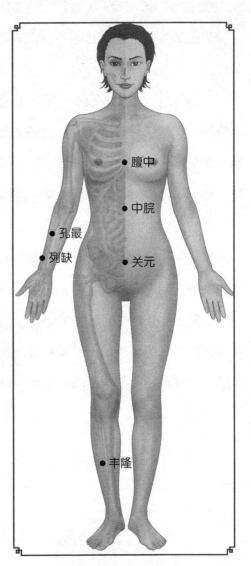

膻中
中脘
孔最
列缺
关元
丰隆

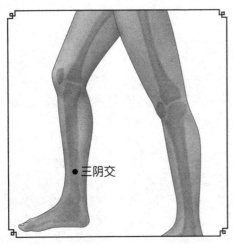

三阴交

膻中

在胸部正中线上，平第四肋间处。

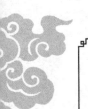

◎ **症状表现**

月经不调的基本症状有：

（1）经期提前：指月经周期缩短，短于21天，而且连续出现2个周期以上。

（2）经期延迟：月经延迟7天以上，甚至40～50天1次，并连续出现两个月经周期以上。

（3）经期延长：月经周期超过7天以上，甚至2周方净。有炎症者平时小腹疼痛，经期加重，平时白带量多，色黄或黄白、质稠、有味。

（4）月经失调：月经先后不定期、月经提前或延迟，周期或短于21天，或长于35天。

（5）月经中期出血：又称经间期出血、排卵性出血，指两次规律正常的月经周期中间出现的出血，是由于雌激素水平短暂下降，使子宫内膜失去激素的支持而导致的子宫内膜脱落引起的出血。

◎ **刮痧调理**

女性月经不调的治疗和调理，可用以下刮痧方法：先刮拭背部区域的肝俞、脾俞、胃俞、肾俞、三焦俞、八髎等穴；再刮拭腹部区域的中极、关元、气海、子宫等穴，最后刮拭下肢部区域的血海、三阴交、照海三穴。

◎ **保健方法**

（1）作息要有规律，不要熬夜、过度劳累等。

（2）防止受寒，一定要注意经期勿冒雨涉水，无论何时都要避免使小腹受寒。

（3）调整自己的心态。月经不调有可能是由于受挫折、压

月经不调

经前、经期时的腹痛及全身症状。

月经不调是妇科常见病，不仅仅表现为月经周期或出血量的异常，还包括月

力大而造成的。如果你已经月经不调，更要保持良好的心态。

（4）不宜长时间吹电风扇，尤其是在经期。另外，经期妇女也不宜过久坐或卧在有"穿堂风"的地方。

（5）经期禁止同房。经期不宜激烈运动，如跳高、跳远、投手榴弹、百米赛跑和踢足球等运动，也不宜进行俯卧撑、哑铃等增加腹压的力量性锻炼。

◎ 取穴定位

肝俞、脾俞、胃俞、肾俞、三焦俞、八髎、中极、关元、气海、子宫、血海、三阴交、照海。

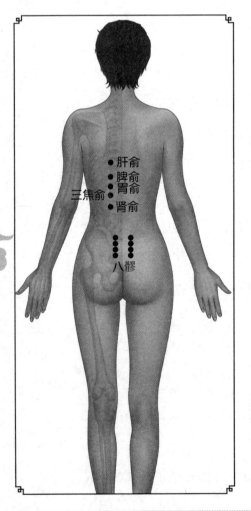

肝俞
在第九胸椎棘突下，旁开1.5寸处。

脾俞
在第十一胸椎棘突下，旁开1.5寸处。

胃俞
在第十二胸椎棘突下，旁开1.5寸处。

肾俞
在第二腰椎棘突下，旁开1.5寸处。

三焦俞
在第一腰椎棘突下，旁开1.5寸处。

八髎
位于一、二、三、四骶后孔中，左右共八穴。

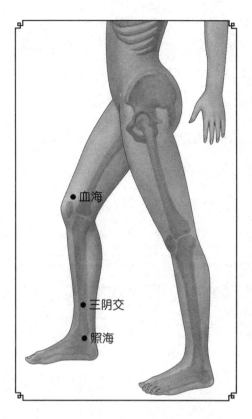

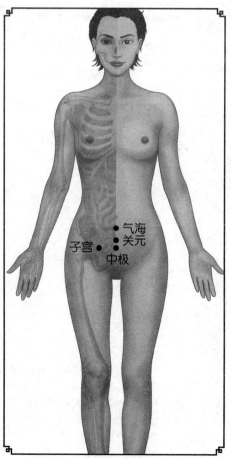

血海

屈膝，在髌骨内上缘上2寸处。

三阴交

在小腿内侧，当足内踝尖上3寸，胫骨内侧缘后方。

照海

在足内踝下缘凹陷中。

痛经

痛经是指妇女在经期及其前后，出现小腹或腰部疼痛，甚至痛及腰骶。每随月经周期而发，严重者可伴恶心呕吐、冷汗淋漓、手足厥冷，甚至昏厥，给工作及生活带来影响。由于痛经时有下腹痛、腰酸等症状，极大地影响了工作及生活。

◎ **症状表现**

痛经分为原发性和继发性两种。原发性痛经是自女性初潮即有痛经，疼痛剧烈者卧床不起，不能工作，但生殖器官无明显病变，故又称功能性痛经，多见于青春期、未婚及已婚未育者。妇科检查无明显异常，子宫发育稍差，较小。在正常分娩后疼痛多可缓解或消失。继发性痛经多因生殖器官有器质性病变引起，常见于盆腔炎、子宫内膜异位症等。

◎ **刮痧调理**

女性痛经的治疗和调理，可用以下刮痧方法：先刮拭背部区域的肝俞、脾俞、胃俞、肾俞、八髎等穴；再刮拭腹部区域的关元、气海二穴；最后刮拭下肢部区域的血海、曲泉、三阴交、太冲等穴。

◎ **保健方法**

（1）注意经期卫生。月经期间应注意外阴部清洁卫生，禁止使用阴道药物及坐浴。

（2）加强体育锻炼，尤其是体质虚弱者，并要积极治疗慢性疾病。体育锻炼要讲究科学方法，通常以打乒乓球、做体操、打拳、骑车、慢跑等项目为主，同时要注意缩短锻炼的时间，放慢速度，减少运动量，一般以不感到特别劳累为宜。

（3）在生活起居上要注意保暖，不要受凉、淋雨。保持身体暖和可加速血液循环，并松弛肌肉，尤其是痉挛及充血的骨盆部位。应多喝热水，也可在腹部放置热敷袋或热水袋。

（4）消除对月经的紧张、恐惧心理，保持心情愉快。

（5）痛经时可跪在床上、抬高臀部，保持这种头低臀高的姿势能改善子宫的后倾位置，方便经血外流、解除盆腔瘀血，减轻疼痛和腰背不适症状。

◎ 取穴定位

肝俞、脾俞、胃俞、肾俞、八髎、关元、气海、血海、曲泉、三阴交、太冲。

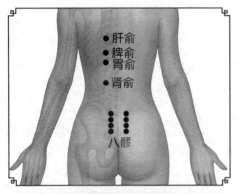

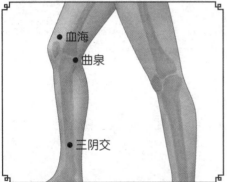

肝俞
在第九胸椎棘突下，旁开1.5寸处。

脾俞
在第十一胸椎棘突下，旁开1.5寸处。

胃俞
在第十二胸椎棘突下，旁开1.5寸处。

肾俞
在第二腰椎棘突下，旁开1.5寸处。

八髎
位于一、二、三、四骶后孔中，左右共八穴。

关元
在下腹部正中线上，当脐下3寸处。

气海
在下腹部正中线上，当脐下1.5寸处。

血海
屈膝，在髌骨内上缘上2寸处。

曲泉
屈膝，在膝内侧横纹头上方凹陷中。

三阴交
在小腿内侧，当足内踝尖上3寸，胫骨内侧缘后方。

太冲
在足背第一、二跖骨接合部前凹陷中。

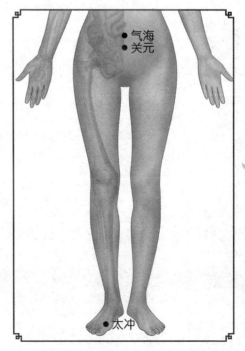

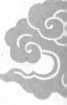

闭经

以女子年逾十八周岁，月经尚未来潮，或已来潮、非怀孕而又中断3个月以上为主要表现的月经病。

◎ **症状表现**

闭经是妇科疾病中常见的症状，凡年过18岁仍未行经者称为原发性闭经；在月经初潮以后，月经闭止超过6个月者称为继发性闭经（正常绝经以前，妊娠或哺乳期除外）。

◎ **刮痧调理**

女性闭经的治疗和调理，可用以下刮痧方法：先刮拭背部区域的肝俞、脾俞、命门、腰阳关、八髎等穴；再刮拭腹部区域的上脘、中脘、下脘、关元、归来等穴；最后刮拭下肢部区域的血海、三阴交二穴。

◎ **保健方法**

（1）调节情志。有的患者因家庭、个人和周围环境的影响而精神抑郁，临床检查与化验无明显异常，家庭应对患者进行精神安慰和鼓励。

（2）尽量减少宫腔手术。正确处理产程，防止产时、产后大出血。

（3）合理运动，如果运动量过大，超负荷时就有可能引起月经方面的异常，应选择适合自己的健身项目。

（4）保持有规律的性生活。

◎ **取穴定位**

肝俞、脾俞、命门、腰阳关、八髎、上脘、中脘、下脘、关元、归来、血海、三阴交。

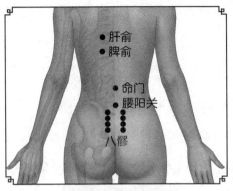

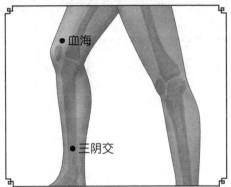

肝俞
在第九胸椎棘突下，旁开1.5寸处。

脾俞
在第十一胸椎棘突下，旁开1.5寸处。

命门
第二腰椎棘突下凹陷中。

腰阳关
后正中线上，第四腰椎棘突下凹陷中，约与髂嵴相平。

八髎
位于一、二、三、四骶后孔中，左右共八穴。

上脘
在上腹部前正中线上，当脐中上5寸处。

中脘
在上腹部正中线上，当脐上4寸处。

下脘
在上腹部正中线上，当脐上2寸处。

关元
在下腹部正中线上，当脐下3寸处。

归来
在下腹部，当脐下4寸，前正中线旁开2寸处。

血海
屈膝，在髌骨内上缘上2寸处。

三阴交
在小腿内侧，当足内踝尖上3寸，胫骨内侧缘后方。

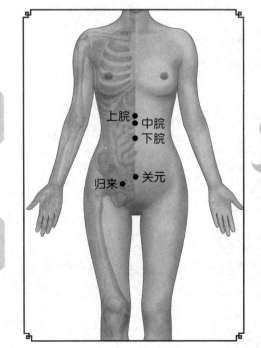

子宫出血

功能性子宫出血，简称功血，是一种常见的妇科疾病，是指异常的子宫出血，经诊查后未发现有全身及生殖器官器质性病变，而是由于神经内分泌系统功能失调所致。表现为月经周期不规律、经量过多，经期延长或不规则出血。

◎ 症状表现

（1）青春期功血：见于初潮后少女，由于不能建立规律排卵所致，症状表现为初潮后月经稀发，短时停经后出现不规则性月经过多，经期延长，淋漓不止，而致严重贫血。

（2）更年期(围绝经期)功血：是40岁以上妇女至绝经前后的功血，症状表现为：月经频发，周期不规则，经量过多，经期延长。

（3）排卵型功血：多见于育龄妇女，又分为排卵型月经失调、黄体功能障碍等。排卵型月经失调，月经稀发或频发，但黄体期正常。黄体功能障碍，有的是黄体过早退化，黄体期缩短，月经频发，周期缩短，经前出血和月经过多；有的是黄体萎缩不全，多见于人工流产、引产后。

（4）月经中期出血和排卵期出血：是指两次正常规律月经之间少量子宫出血，常伴腹痛。

（5）不规则子宫出血：多发生于青春期和更年期妇女，其出血特点是月经周期紊乱，经期延长，血量增多，流血时间、出血量及间隔时间都不规律，往往在短时间的闭经后，发生子宫出血。

◎ 刮痧调理

功能性子宫出血的治疗和调理，可用以下刮痧方法：先刮拭背部区域的肝俞、脾俞、肾俞三穴；再刮拭腹部区域的关元、气海；最后刮拭下肢部区域的血海、足三里、三阴交、太冲、太溪等穴。

◎ 保健方法

（1）注意生理期卫生，尤其是青春期女孩月经初潮时。生理期以内，每日要用温水洗净外阴，洗时要自前向后洗，不要从后往前洗，以免把肛门附近的细菌带到外阴部位。

（2）生理期不可盆浴或坐浴，能够洗淋浴或擦浴。

（3）擦洗外阴部位的毛巾不可以与别人共用，也不可以用来擦澡或擦脚，以免把细菌带入阴部。

（4）适当锻炼身体，增强身体体质。

（5）生活规律，劳逸结合，不参加重体力活和剧烈活动，睡眠要充足，精神愉快，思想上不要有太大压力。

◎ 取穴定位

肝俞、脾俞、肾俞、关元、气海、血海、足三里、三阴交、太冲、太溪。

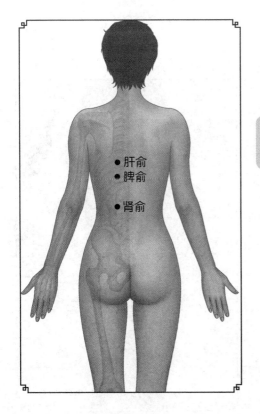

肝俞

在第九胸椎棘突下，旁开1.5寸处。

脾俞

在第十一胸椎棘突下，旁开1.5寸处。

肾俞

在第二腰椎棘突下，旁开1.5寸处。

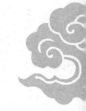

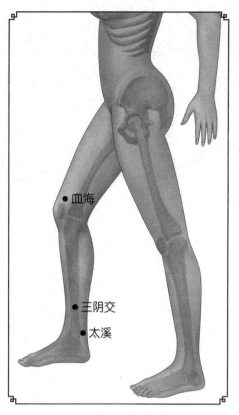

气海

在下腹部正中线上，当脐下1.5寸处。

关元

在下腹部正中线上，当脐下3寸处。

血海

屈膝，在髌骨内上缘上2寸处。

足三里

在小腿前外侧，当犊鼻下3寸，距胫骨前缘一横指处。

三阴交

在小腿内侧，当足内踝尖上3寸，胫骨内侧缘后方。

太冲

在足背第一、二跖骨接合部前凹陷中。

太溪

在足内踝尖与跟腱之间的凹陷处。

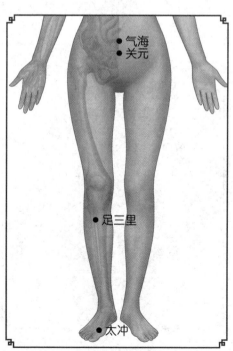

◎ 症状表现

急性盆腔炎起病急，病情重，可出现下腹疼痛、发热、寒战、头痛、食欲不振，下腹部有压痛，阴道有大量的脓性分泌物。慢性盆腔炎起病慢，病程长，可有低热，易感疲乏，下腹部坠胀、疼痛及腰骶部酸痛，常在劳累、性交后及月经前后加剧，往往有月经增多、月经失调等症状，甚至会导致输卵管粘连阻塞，引起不孕症。

◎ 刮痧调理

女性盆腔炎的治疗和调理，可用以下刮痧方法：先刮拭背部区域的肾俞、八髎；再刮拭腹部区域的中极、归来、子宫三穴；最后刮拭下肢部区域的足三里、阴陵泉、三阴交三穴。

◎ 保健方法

（1）注意个人卫生，加强经期、产后、流产后的个人卫生，保持会阴部清洁、干燥，每晚用清水清洗外阴。不要用太热的水、肥皂等洗外阴。

（2）勤换内裤及卫生巾，不穿紧身、化纤质地内裤。

（3）注意保暖，避免受风寒，不宜过度劳累。

（4）月经期忌房事，以免感染。

（5）妇科手术后机体抵抗力下降，致病菌易乘虚而入，造成感染，因此一定要禁止性生活，禁止游泳、盆浴、桑拿等。

◎ 取穴定位

肾俞、八髎、中极、归来、子宫、足三里、阴陵泉、三阴交。

盆腔炎

盆腔炎是指女性盆腔生殖器官、子宫周围的结缔组织及盆腔腹膜的炎症。

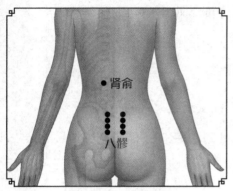

肾俞

在第二腰椎棘突下，旁开1.5寸处。

八髎

位于一、二、三、四骶后孔中，左右共八穴。

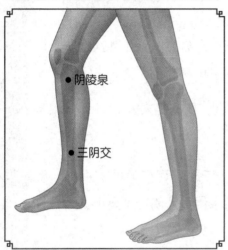

中极

在下腹部正中线上，当脐下4寸处。

归来

在下腹部，当脐下4寸，前正中线旁开2寸处。

子宫

在脐下4寸（中极穴）旁开3寸处。

足三里

在小腿前外侧，当犊鼻下3寸，距胫骨前缘一横指处。

阴陵泉

在小腿内侧，当胫骨内侧髁下缘凹陷中。

三阴交

在小腿内侧，当足内踝尖上3寸，胫骨内侧缘后方。

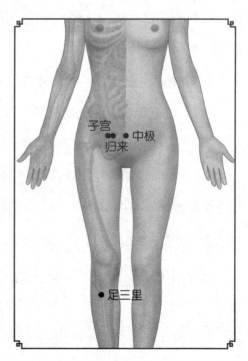

◎ 症状表现

乳腺增生的主要症状表现是乳房疼痛和肿块，具体如下：

（1）乳房胀痛或刺痛，疼痛严重者不可触碰，有的同时乳头疼痛、发痒，月经前数天加重，行经后疼痛减轻。疼痛程度一般会随情绪变化而波动。

（2）乳房肿块，肿块边界不明显，常有触痛。肿块大小不一，随月经周期而变化，月经前肿块增大变硬，月经来潮后肿块缩小变软。少数患者可出现乳头溢液。

（3）月经失调，前后不定期，量少或色淡，可伴痛经。

（4）患者情志不畅或心烦易怒，每遇生气、精神紧张或劳累后，症状会加重。

◎ 刮痧调理

女性乳腺增生的治疗和调理，可用以下刮痧方法：先刮拭背部区域的天宗、肝俞、脾俞、肾俞等穴；再刮拭胸部区域的膻中、屋翳、乳根三穴；然后刮拭上肢部区域的外关、合谷二穴；最后刮拭下肢部区域的足三里、三阴交、太冲、太溪等穴。

◎ 保健方法

（1）保持情绪稳定、心情舒畅、情绪乐观。不良的心理因素会加重内分泌失调，促使乳腺增生的加重，故应解除各种不良的心理刺激。

（2）多运动，防止肥胖，提高免疫力。定期检查。

（3）切勿滥用避孕药，不用含雌激素的美容用品。

（4）保持大便通畅，可减轻乳腺胀痛，对乳腺增生的预防起到一定作用。

乳腺增生

乳腺增生是女性最常见的乳房疾病，其发病原因主要是由于内分泌激素失调，应提前预防。

（5）做好避孕工作。

（6）产妇最好坚持母乳喂养。选择合适的胸罩，每日戴胸罩的时间不宜过长。

（7）生活要有规律、劳逸结合，保持性生活和谐。

◎ 取穴定位

天宗、肝俞、脾俞、肾俞、膻中、屋翳、乳根、外关、合谷、足三里、三阴交、太冲、太溪。

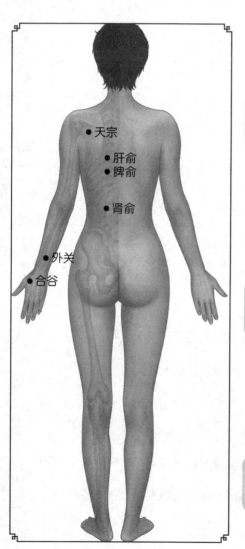

天宗
在肩胛骨冈下窝的中央。

肝俞
在第九胸椎棘突下，旁开1.5寸处。

脾俞
在第十一胸椎棘突下，旁开1.5寸处。

肾俞
在第二腰椎棘突下，旁开1.5寸处。

外关
在阳池与肘尖的连线上，腕背横纹上2寸，尺骨与桡骨之间。

合谷
在手背，第一、二掌骨间，当第二掌骨中点桡侧。

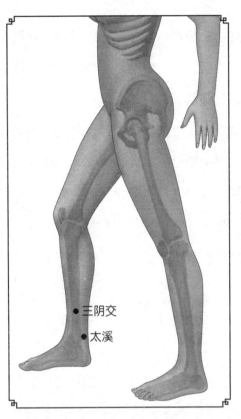

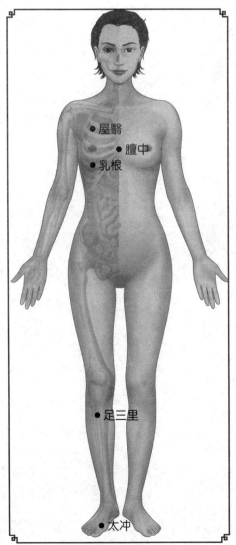

膻中

在胸部正中线上，平第四肋间处。

屋翳

在胸部，当第二肋间隙，前正中线旁开4寸处。

乳根

在胸部，乳房根部，当乳头直下，第五肋间隙，前正中线旁开4寸处。

足三里

在小腿前外侧，当犊鼻下3寸，距胫骨前缘一横指处。

三阴交

在小腿内侧，当足内踝尖上3寸，胫骨内侧缘后方。

太冲

在足背第一、二跖骨接合部前凹陷中。

太溪

在足内踝尖与跟腱之间的凹陷处。

更年期综合征

更年期综合征是由雌激素水平下降而引起的一系列症状。

◎ 症状表现

更年期妇女，由于卵巢功能减退，垂体功能亢进，分泌过多的促性腺激素，引起自主神经功能紊乱，从而出现一系列程度不同的症状，如月经变化、面色潮红、心悸、失眠、乏力、抑郁、多虑、情绪不稳定，易激动，注意力难以集中等，称为"更年期综合征"。大多数妇女由于卵巢功能减退比较缓慢，机体自身调节和代偿足以适应这种变化，则仅有轻微症状。少数妇女由于机体不能很快适应，症状比较明显，但一般并不需要特殊治疗。极少数症状严重，甚至影响生活和工作者，则需要及时治疗。常见表现为：

（1）自主神经功能紊乱，导致头晕目眩、口干、喉部有烧灼感、思想不易集中，而且紧张激动、情绪复杂多变、性情急躁、失眠健忘等。严重的会出现情绪抑郁、坐卧不宁、搓手顿足等。

（2）血管功能失调，表现为潮热、忽冷忽热、出大汗、有时有头晕，每天可发生几次或几十次，并多在夜间发作，甚至出现胸闷、气短等症状，容易失眠。

（3）骨强度减弱，骨折易感性增加，骨质疏松，导致背痛、身高减低、容易骨折等。严重者运动系统退化，出现腰、背四肢疼痛，部分妇女出现肩周炎、颈椎病。

（4）月经量逐渐减少，周期逐渐延长，经期缩短，以致逐渐停经。但有时候也会出现月经量增多，并伴有大量血块等情况出现。

（5）肥胖，更年期是女性发胖的主要时期，尤其是腹部及臀部等处的脂肪最容易堆积起来。

（6）精神异常，逐渐敏感、多疑、烦躁、易怒、脆弱易哭、情绪低落、注意力不集中等。

（7）性欲减退。

◎ 刮痧调理

女性更年期综合征的治疗和调理，可用以下刮痧方法：先刮拭头颈部区域的太阳、印堂、百会、风池、大椎等穴；再刮拭背部区域的天宗、脾俞、肾俞三穴；然后刮拭腹部区域的关元、气海二穴；最后刮拭下肢部区域的三阴交、太冲二穴。

◎ 保健方法

（1）更年期是人从中年向老年过渡的转折阶段，要正确认识这一生理特点，有充分的思想准备，预防器质性病变。

（2）安排好工作、生活与休息，饮食起居要有规律，劳逸适度，保持充分的睡眠时间，并要节制性生活，并注意保持外阴干燥洁净。

（3）坚持适当的体育锻炼，并做到循序渐进、量力而行和持之以恒。

（4）调节心理，学会冷静思考，避免精神上的苦恼。

◎ 取穴定位

太阳、印堂、百会、风池、大椎、天宗、脾俞、肾俞、关元、气海、三阴交、太冲。

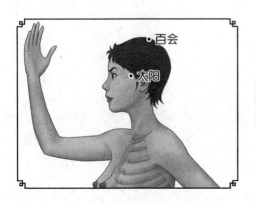

百会	太阳
在后发际正中直上7寸处。	在眉梢与目外眦之间向后约1寸处凹陷中。

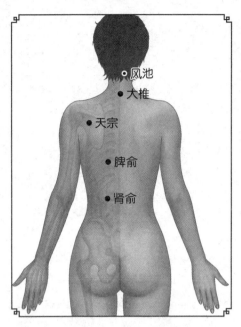

风池

在胸锁乳突肌与斜方肌上端之间凹陷中与风府穴相平处。

大椎

后正中线上，在第七颈椎棘突下凹陷中。

天宗

在肩胛骨冈下窝的中央。

脾俞

在第十一胸椎棘突下，旁开1.5寸处。

肾俞

在第二腰椎棘突下，旁开1.5寸处。

关元

在下腹部正中线上，当脐下3寸处。

三阴交

在小腿内侧，当足内踝尖上3寸，胫骨内侧缘后方。

太冲

在足背第一、二跖骨接合部前凹陷中。

气海

在下腹部正中线上，当脐下1.5寸处。

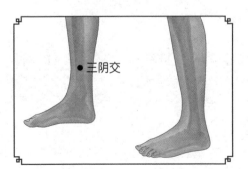

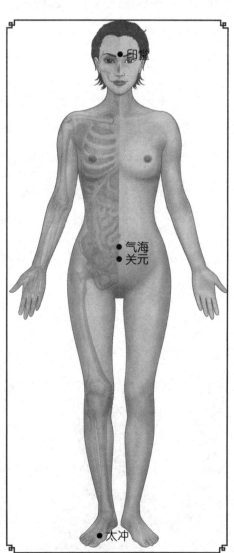

◎ **症状表现**

（1）急性支气管炎：主要症状是咳嗽，病初为短、干性痛咳，不久变为长、湿咳，咳嗽之后常伴发呕吐。

急性支气管炎一般在发病前无支气管炎的病史，常伴胸骨后闷胀或疼痛、发热等全身症状，多在3～5天内好转，但咳嗽、咳痰症状常持续2～3周才消失。

（2）慢性支气管炎：多数起病很隐蔽，开始症状除轻咳之外并无特殊，故不易被患者所注意。患者起初多在寒冷季节发病，以后症状则持续、反复发作。此后会长期顽固性咳嗽，伴有咯痰，早晚气温较低或饮食刺激时，频频发咳，甚至呼吸困难。咳痰症状时轻时重，可伴有阻塞性肺气肿及肺心病等并发症。

◎ **刮痧调理**

（1）急性支气管炎的治疗和调理，可用以下刮痧方法：先刮拭背部区域的肺俞、定喘二穴；再刮拭胸部区域的天突、中府、膻中、紫宫等穴；然后刮拭上肢部区域的尺泽、列缺二穴；最后刮拭下肢部区域的丰隆穴。

（2）慢性支气管炎的治疗和调理，可用以下刮痧方法：先刮拭头颈部区域的风池、天柱、大椎三穴；再刮拭背部区域的大杼、肺俞、脾俞三穴；然后刮拭胸腹部区域的膻中、中府、中脘三穴；最后刮拭上肢部区域的合谷、列缺二穴。

◎ **保健方法**

（1）在急性发作期不能盲目刮痧，而要积极控制感染，选择有效的抗菌药物治疗，咳嗽剧烈的患者，注意同时镇咳、祛痰，咳痰者及时排出痰液，呕吐者及时清理呕吐物。同时，用

支气管炎

支气管炎是气管、支气管黏膜及其周围组织的炎症，患者长期咳嗽、咯痰，或伴有喘息，反复发作，令人痛苦不已。

刮痧法辅助治疗，调养身体。在急性感染控制后，及时停用抗菌药物，以免长期应用引起副作用。但如果患者出现呼吸困难、嘴唇和指甲发紫、下肢水肿、神志恍惚等症状，要及时送医院治疗。

（2）保持良好的家庭环境卫生，室内空气流通新鲜，注意保暖，避免受凉感冒，预防流感。

（3）控制和消除各种有害气体和烟尘，戒烟。

（4）加强体育锻炼，增强体质，提高呼吸道的抵抗力。运动量要根据自己的身体情况而定。

◎ 取穴定位

肺俞、定喘、天突、中府、膻中、紫宫、尺泽、列缺、丰隆、风池、天柱、大椎、大杼、脾俞、中脘、合谷。

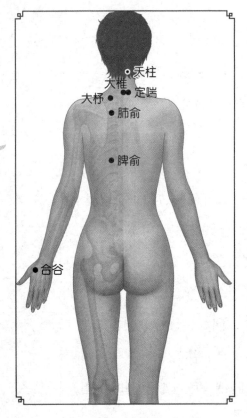

肺俞

在第三胸椎棘突下，旁开1.5寸处。

定喘

在第七颈椎棘突下（大椎穴）旁开0.5寸处。

合谷

在手背，第一、二掌骨间，当第二掌骨中点桡侧。

天柱

在后发际正中直上0.5寸（哑门穴）旁开1.3寸，当斜方肌外缘凹陷处。

大椎

后正中线上，在第七颈椎棘突下凹陷中。

大杼

在第一胸椎棘突下，旁开1.5寸处。

脾俞

在第十一胸椎棘突下，旁开1.5寸处。

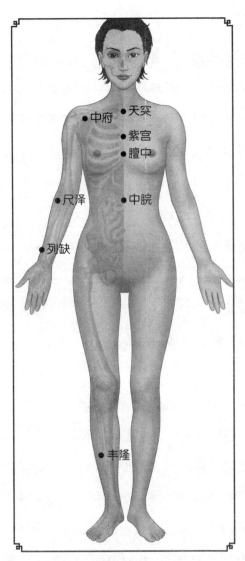

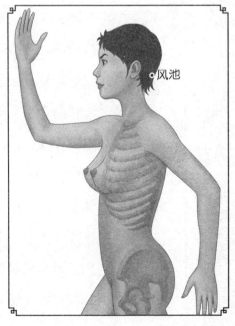

天突

在颈部前正中线上，当胸骨上窝中央。

中府

胸前正中线旁开6寸，平第一肋间隙处。

膻中

在胸部正中线上，平第四肋间处。

紫宫

在胸部正中线上，平第二肋间处。

尺泽

在肘横纹中，肱二头肌腱桡侧凹陷处。

列缺

在前臂桡侧缘，桡骨茎突上方，腕横纹上1.5寸处。

丰隆

在小腿前外侧，当外踝尖上8寸，条口外，距胫骨前缘二横指。

中脘

在上腹部正中线上，当脐上4寸处。

风池

在胸锁乳突肌与斜方肌上端之间凹陷中与风府穴相平处。

支气管哮喘

支气管哮喘是世界公认的医学难题，被世界卫生组织列为疾病中四大顽症之一。

◎ 症状表现

哮喘的相关症状有咳嗽、喘息、呼吸困难、胸闷、咯痰等。典型表现是发作性伴有哮鸣音的呼气性呼吸困难，严重者可被迫采取坐位或呈端坐呼吸，干咳或咯大量白色泡沫痰，甚至出现发绀等。哮喘遇到诱发因素时会加重，常在夜间及凌晨、秋冬季节发作。

◎ 刮痧调理

支气管哮喘的治疗和调理，可用以下刮痧方法。

（1）风寒束肺型：先刮拭背部足太阳膀胱经，重点是肺俞、风门二穴；再刮拭双侧定喘、膏肓二穴；然后从两乳中第三肋骨前端开始经膻中穴刮至对侧；最后刮列缺、尺泽二穴。

（2）风热犯肺型：先刮拭双侧定喘、膏肓二穴；再从两乳中第三肋骨前端开始经膻中穴刮至对侧；然后从风府刮至大椎；接着从上向下刮拭丰隆穴；最后刮拭尺泽、孔最二穴。

（3）痰湿蕴肺型：先刮拭背部足太阳膀胱经，重点是脾俞穴；接着刮拭双侧定喘、膏肓二穴；然后从两乳中第三肋骨前端开始经膻中穴刮至对侧；接着从上到下刮丰隆穴；最后刮拭列缺穴。

（4）肺脾两虚型：先刮拭背部足太阳膀胱经，重点是肺俞、脾俞二穴；再刮拭双侧定喘、膏肓二穴；然后从两乳中第三肋骨前端开始经膻中穴刮至对侧；接着从上到下刮足三里穴；最后刮太渊穴。

（5）肺肾两虚型：先刮拭背部足太阳膀胱经，重点是肺俞、肾俞二穴；再刮拭双侧定喘、膏肓二穴；然后从两乳中第三肋骨前端开始经膻中穴刮至对侧；最后刮拭太渊、太溪二穴。

◎ 保健方法

（1）支气管哮喘应找出过敏原。尘螨和猫、狗等动物的皮垢，以及霉菌、花粉、牛奶、禽蛋、蚕丝、羽毛、飞蛾、棉絮、真菌等都是重要的过敏原。此外，应避免烟、尘、植物油、汽油或油漆等气味。吸烟者首先要戒烟，同时也要避免被动吸烟。

（2）避免呼吸道感染，尤其是冬春季节或气候多变时。

（3）避免过度劳累。避免情绪波动，包括忧虑、悲伤、过度兴奋甚至大笑。

（4）加强身体锻炼，增强机体的抵抗力。

◎ 取穴定位

肺俞、风门、定喘、膏肓、膻中、列缺、尺泽、风府、大椎、丰隆、孔最、脾俞、足三里、肾俞、太渊、太溪。

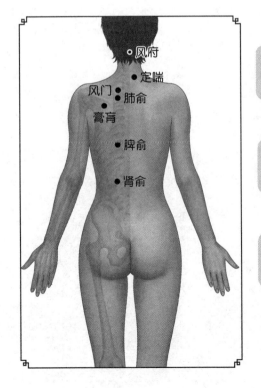

肺俞

在第三胸椎棘突下，旁开1.5寸处。

风门

在第二胸椎棘突下，旁开1.5寸处。

定喘

在第七颈椎棘突下（大椎穴）旁开0.5寸处。

膏肓

在第四胸椎棘突下，旁开3寸处。

脾俞

在第十一胸椎棘突下，旁开1.5寸处。

肾俞

在第二腰椎棘突下，旁开1.5寸处。

风府

在后发际正中直上1寸处。

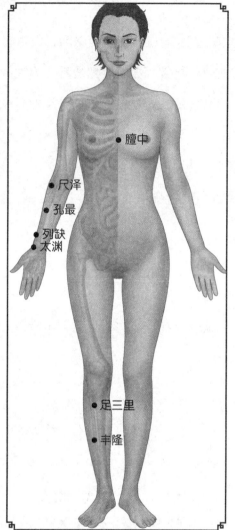

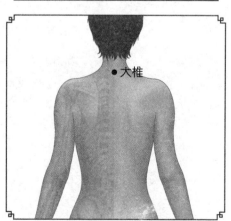

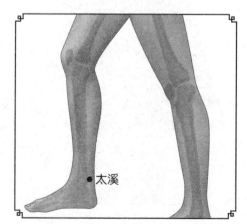

膻中

在胸部正中线上，平第四肋间处。

列缺

在前臂桡侧缘，桡骨茎突上方，腕横纹上1.5寸处。

尺泽

在肘横纹中，肱二头肌腱桡侧凹陷处。

丰隆

在小腿前外侧，当外踝尖上8寸，条口外，距胫骨前缘二横指。

大椎

后正中线上，在第七颈椎棘突下凹陷中。

足三里

在小腿前外侧，当犊鼻下3寸，距胫骨前缘一横指处。

孔最

在前臂掌面桡侧，尺泽与太渊连线上当腕横纹上7寸处。

太溪

在足内踝尖与跟腱之间的凹陷处。

太渊

在腕掌侧横纹桡侧端，桡动脉搏动处。

◎ 症状表现

（1）急性扁桃体炎：常发生于儿童及青年，病变轻，且多局限于黏膜层，扁桃体充血、肿胀。病变较重者，形成脓肿和溃疡，致使整个扁桃体化脓。咽痛开始于一侧，继则双侧咽部均明显疼痛，吞咽时疼痛加剧。患者有全身不适、恶寒、发热、四肢疼痛等症状。

（2）慢性扁桃体炎：多由急性扁桃体炎反复发作所致，也可发生于某些急性传染病之后。局部多无明显自觉症状，时有咽干、异物感、发痒等，常有急性发作史。由于炎症蔓延，可引起邻近器官的感染，可以引起多种并发症如中耳炎，鼻窦炎，喉、气管、支气管炎等，甚至全身并发症如急性肾炎、风湿性关节炎、风湿热、心脏病、长期低热等疾患。

◎ 刮痧调理

（1）急性扁桃体炎的治疗和调理，可用以下刮痧方法：先刮拭颈部区域的天突穴；再刮拭上肢部区域的曲池、合谷、鱼际、少泽等；然后刮拭下肢部区域的内庭穴。

（2）慢性扁桃体炎的治疗和调理，可用以下刮痧方法：先刮拭头面部区域的颊车穴；再刮拭上肢部区域的鱼际穴；然后刮拭下肢部区域的足三里、三阴交、太溪三穴。

◎ 保健方法

（1）积极锻炼身体，特别是冬季，要多参与户外活动，使身体对寒冷的适应能力增强，增强机体的抵抗力，减少扁桃体发炎的机会。

（2）保持室内光线充足、空气流通及适宜的温度和湿度。

（3）注意口腔卫生，保持口腔清洁，尽量早晚用淡盐水漱口。

（4）应减少烟酒等的刺激，养成良好的生活习惯。劳逸结合，不要熬夜。

扁桃体炎

免疫器官。

扁桃体炎是扁桃体的炎症。扁桃体位于消化道和呼吸道的交会处，是重要的

◎ 取穴定位

天突、曲池、合谷、鱼际、少泽、内庭、颊车、足三里、三阴交、太溪。

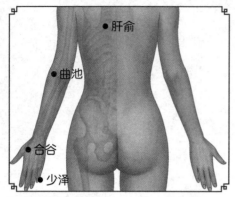

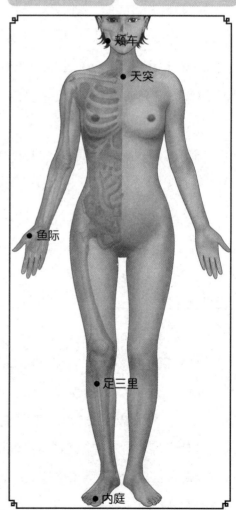

天突

在颈部前正中线上，当胸骨上窝中央。

曲池

屈肘成直角，在肘横纹桡侧端，尺泽与肱骨外上髁连线中点处。

合谷

在手背，第一、二掌骨间，当第二掌骨中点桡侧。

鱼际

第一掌骨桡侧中点赤白肉际处。

肝俞

在第九胸椎棘突下，旁开1.5寸处。

内庭

在足背，当第二、三趾间缝纹端赤白肉际处。

少泽

在小指尺侧端，指甲角旁0.1寸处。

足三里

在小腿前外侧，当犊鼻下3寸，距胫骨前缘一横指处。

颊车

在下颌角前上方约一横指，当咀嚼时咬肌隆起最高点，按之凹陷处。

太溪

在足内踝尖与跟腱之间的凹陷处。

三阴交

在小腿内侧，当足内踝尖上3寸，胫骨内侧缘后方。

◎ 症状表现

高脂血症的直接损害，是加速全身动脉粥样硬化。全身的重要器官都要依靠动脉供血、供氧，一旦动脉被粥样斑块堵塞，就会导致严重后果。高脂血症是脑卒中、冠心病、心肌梗死、心脏猝死等致病性危险疾病的重要因素。高脂血症也可引起高血压、糖耐量异常、糖尿病、脂肪肝、肝硬化、胰腺炎等的发生。

轻度高脂血症通常没有异样感觉，只有医学检查才能发现。一般高脂血症会导致头晕、神疲乏力、失眠健忘、肢体麻木、胸闷、心悸等，常伴随着体重超重与肥胖。高脂血症较重时会出现头晕目眩、头痛、胸闷、气短、心慌、胸痛、乏力、口角歪斜、不能说话、肢体麻木等症状，最终会导致冠心病、脑中风等严重疾病。长期血脂高会引起动脉粥样硬化，进而导致冠心病、心绞痛、心肌梗死、脑卒中和间歇性跛行，少数高脂血症患者还可出现角膜弓和脂血症眼底改变。

◎ 刮痧调理

高脂血症的治疗和调理，可用以下刮痧方法：先刮拭背部区域的肺俞、心俞、督俞、厥阴俞等穴；再刮拭上肢部区域的郄门、间使、内关、通里、曲池、合谷等穴；最后刮拭下肢部区域的足三里、三阴交、太冲、公孙等穴。

◎ 保健方法

（1）生活方式要有规律性，适当锻炼身体。

（2）不吸烟、不酗酒。避免精神紧张，保持良好的心态。

（3）定期体检。45岁以上者、肥胖者、高脂血症家族史者、经常参加应酬者、精神高度紧张者，都属高发人群，每年至少检查一次血脂。

高脂血症

高脂血症是一种全身性疾病，是指脂肪代谢或运转异常，使血浆中一种或多种脂质高于正常。脂质不溶或微溶于水，必须与蛋白质结合以脂蛋白形式存在，因此，高脂血症通常为高脂蛋白血症。

◎ 取穴定位

肺俞、心俞、督俞、厥阴俞、郄门、间使、内关、通里、曲池、合谷、足三里、三阴交、太冲、公孙。

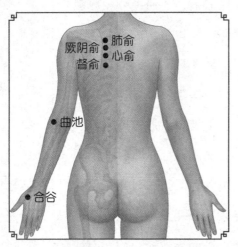

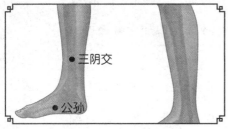

肺俞

在第三胸椎棘突下，旁开1.5寸处。

心俞

在第五胸椎棘突下，旁开1.5寸处。

督俞

在第六胸椎棘突下，旁开1.5寸处。

厥阴俞

在第四胸椎棘突下，旁开1.5寸处。

郄门

在尺泽与大陵连线上，腕横纹上5寸处

间使

在曲泽与大陵连线上，当腕横纹上3寸，掌长肌腱与桡侧腕屈肌腱之间。

内关

在腕横纹上2寸，掌长肌腱与桡侧腕屈肌腱之间。

通里

在前臂掌侧，当尺侧腕屈肌腱桡侧缘，腕横纹上1寸处。

曲池

屈肘成直角，在肘横纹桡侧端与肱骨外上髁连线中点处。

合谷

在手背，第一、二掌骨间，当第二掌骨中点桡侧。

足三里

在小腿前外侧，当犊鼻下3寸，距胫骨前缘一横指处。

三阴交

在小腿内侧，当足内踝尖上3寸，胫骨内侧缘后方。

太冲

在足背第一、二跖骨接合部前凹陷中。

公孙

在足内侧缘，当第一跖骨基底部的前下方赤白肉际处。

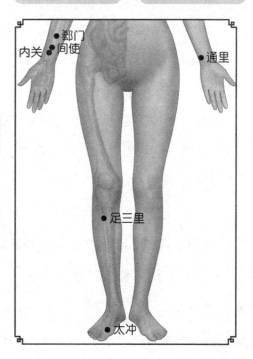

◎ 症状表现

食管炎的症状表现，以吞咽疼痛、困难和心口灼热及胸骨后疼痛居多，当食管炎严重时可引起食管痉挛及食管狭窄。食管炎患者会感到"烧心"或"心口疼"，喝热水或吃刺激性食物时胸骨后痛感明显。食管炎会导致食管水肿，食管内变窄或食管壁因炎症刺激而发生痉挛性收缩，吞咽食物时会感到发噎。因此，在食管炎初期，患者会食欲不振，继之吞咽困难、流涎和呕吐，常出现拒食或吞咽后不久即食物反流。急性食管炎患者因胃液逆流而发出异常呼噜声，口角黏附黏液丝缕。食管炎应及时诊治，否则会进一步恶化至食管黏膜溃疡，甚至呕血或便血。

◎ 刮痧调理

食管炎的治疗和调理，可用以下刮痧方法：先刮拭背部区域的膏肓、膈俞、心俞、肝俞、胃俞等穴；再刮拭胸部区域的华盖、紫宫、玉堂、膻中等穴；然后刮拭腹部区域的梁门、关门、太乙、滑肉门、上脘、中脘、建里、下脘等穴；最后刮拭下肢部区域的足三里、三阴交二穴。

◎ 保健方法

（1）睡觉时可将床头抬高约20厘米，减少胃内容物反流。

（2）忌酒戒烟。

（3）肥胖者应该适当减肥。

（4）尽量减少增加腹内压的活动，如过度弯腰、穿紧身衣裤、扎紧腰带等。

（5）增加适宜的体育锻炼，生活中保持愉悦心情，但要避免剧烈运动。

食管炎

食管炎是指食管黏膜浅层或深层组织由于受到不正常的刺激，食管黏膜发生水肿和充血而引发的炎症。

（6）较严重的食管炎，不要一味刮痧，需要刮痧配合西药一起治疗，甚至考虑手术治疗。

◎ 取穴定位

膏肓、膈俞、心俞、肝俞、胃俞、华盖、紫宫、玉堂、膻中、梁门、关门、太乙、滑肉门、上脘、中脘、建里、下脘、足三里、三阴交。

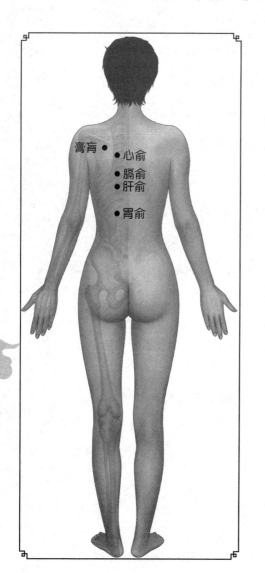

膏肓

在第四胸椎棘突下，旁开3寸处。

膈俞

在第七胸椎棘突下，旁开1.5寸处。

心俞

在第五胸椎棘突下，旁开1.5寸处。

肝俞

在第九胸椎棘突下，旁开1.5寸处。

胃俞

在第十二胸椎棘突下，旁开1.5寸处。

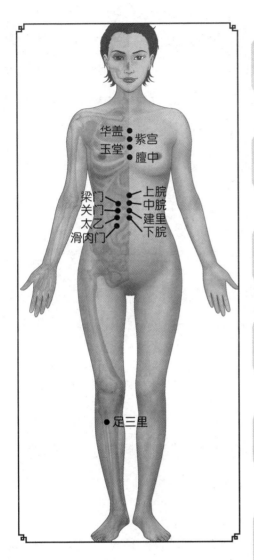

华盖
在胸部正中线上，平第一肋间处。

紫宫
在胸部正中线上，平第二肋间处。

玉堂
在胸部正中线上，平第三肋间处。

膻中
在胸部正中线上，平第四肋间处。

梁门
在上腹部，当脐上4寸，前正中线旁开2寸处。

关门
在上腹部，当脐上3寸，前正中线旁开2寸处。

太乙
在上腹部，当脐中上2寸，前正中线旁开2寸处。

滑肉门
在上腹部，当脐中上1寸，前正中线旁开2寸处。

上脘
在上腹部前正中线上，当脐中上5寸处。

中脘
在上腹部正中线上，当脐上4寸处。

建里
在上腹部正中线上，当脐上3寸处。

下脘
在上腹部正中线上，当脐上2寸处。

足三里
在小腿前外侧，当犊鼻下3寸，距胫骨前缘一横指处。

三阴交
在小腿内侧，当足内踝尖上3寸，胫骨内侧缘后方。

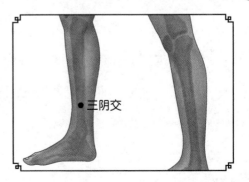

胃炎

胃炎即为胃黏膜的炎症，是常见的胃肠道疾病。

◎ 症状表现

急性胃炎病起急骤，大都有比较明显的致病因素，如暴饮暴食、大量饮酒或误食不洁食物、受凉、服用药物等。急性胃炎轻者仅有腹痛、恶心、呕吐、消化不良症状；严重者可有呕血和黑便，甚至失水，以及中毒及休克等。由药物和应激因素引起的胃炎，常仅表现为呕血和黑便，一般为少量，呈间歇性，可自止，但也可发生大出血。

◎ 刮痧调理

（1）急性胃炎的治疗和调理，可用以下刮痧方法：先刮拭颈部区域的大椎穴；再刮拭腹部区域的关元、天枢、中脘三穴；然后刮拭上肢部区域的内关穴，最后刮拭下肢部区域的足三里、解溪二穴。

（2）慢性胃炎的治疗和调理，可用以下刮痧方法：先刮拭背部区域的脾俞、胃俞、膈俞、肝俞、胆俞、三焦俞、肾俞、气海俞、大肠俞等穴；然后刮拭腹部区域的中脘、天枢二穴；最后刮拭下肢部区域的足三里、阴陵泉二穴。

◎ 保健方法

（1）保持精神愉快：精神抑郁或过度紧张和疲劳，容易造成消化系统疾病。

（2）戒烟忌酒：烟草中的有害成分能促使胃酸分泌增加，对胃黏膜产生有害的刺激作用，过量吸烟会引起胆汁反流。过量饮酒或长期饮用烈性酒能使胃黏膜充血、水肿，甚至糜烂，慢性胃炎发生率明显增高。

（3）积极治疗口咽部感染灶，勿将痰液、鼻涕等带菌分泌物吞咽入胃，以免导致慢性胃炎。

（4）慎用对胃黏膜有损伤的药物。此类药物长期滥用会使胃黏膜受到损伤，从而引起慢性胃炎及溃疡。

◎ 取穴定位

关元、天枢、中脘、内关、足三里、解溪、脾俞、胃俞、膈俞、肝俞、胆俞、三焦俞、肾俞、气海俞、大肠俞、阴陵泉。

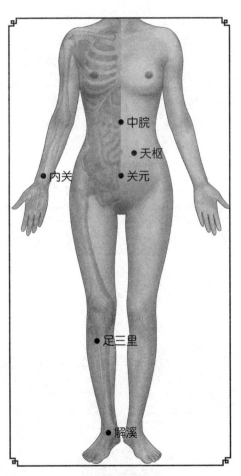

关元
在下腹部正中线上，当脐下3寸处。

天枢
在腹中部，当脐中旁开2寸处。

中脘
在上腹部正中线上，当脐上4寸处。

内关
在腕横纹上2寸，掌长肌腱与桡侧腕屈肌腱之间。

足三里
在小腿前外侧，当犊鼻下3寸，距胫骨前缘一横指处。

解溪
在足背与小腿交界处的横纹中央凹陷中，当拇长伸肌腱与趾长伸肌腱之间。

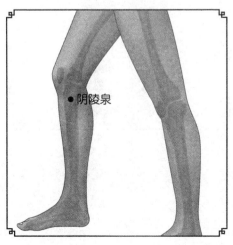

阴陵泉
在小腿内侧，当胫骨内侧髁下缘凹陷中。

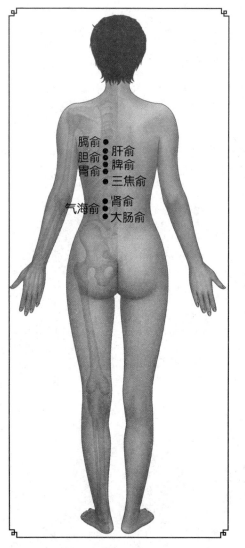

膈俞
胆俞
胃俞
肝俞
脾俞
三焦俞
气海俞
肾俞
大肠俞

脾俞

在第十一胸椎棘突下，旁开1.5寸处。

胃俞

在第十二胸椎棘突下，旁开1.5寸处。

膈俞

在第七胸椎棘突下，旁开1.5寸处。

肝俞

在第九胸椎棘突下，旁开1.5寸处。

胆俞

在第十胸椎棘突下，旁开1.5寸处。

三焦俞

在第一腰椎棘突下，旁开1.5寸处。

肾俞

在第二腰椎棘突下，旁开1.5寸处。

气海俞

在第三腰椎棘突下，旁开1.5寸。

大肠俞

在第四腰椎棘突下，旁开1.5寸处。

◎ 症状表现

急性胆囊炎多在进食油腻晚餐后半夜发病，因高脂饮食能使胆囊加强收缩，而平卧又易于小胆石滑入并嵌顿胆囊管。主要表现为右上腹持续性疼痛、阵发性加剧，可向右肩背放射；常伴发热、恶心呕吐，但寒战少见，黄疸轻。慢性胆囊炎症状不典型，多数消化不良、厌油腻食物、上腹部闷胀、嗳气、胃部灼热等，与溃疡病或慢性阑尾炎近似。

◎ 刮痧调理

胆囊炎的治疗和调理，可用以下刮痧方法：先刮拭背部区域的肝俞、胆俞、膈俞、曲垣等穴；再刮拭胸腹部区域的章门、日月、梁门、太乙等穴；最后刮拭下肢部区域的阳陵泉、胆囊二穴。

◎ 保健方法

（1）预防胆囊炎的最好方法是有规律地进食。但急性发作胆绞痛时应予禁食，可由静脉补充营养。

（2）讲究卫生，防止肠道蛔虫的感染，养成良好的卫生习惯，如饭前便后要洗手、生吃瓜果必须洗净；搞好环境卫生，预防寄生虫病。发现肠蛔虫症后，应及时服用驱虫药，以免蛔虫钻入胆道。

（3）得了急性胆囊炎后，应卧床休息，给予易消化的流质饮食，忌油腻食物；严重者禁食，给胃肠减压，静脉补充营养、水及电解质。症状严重者应及时外科手术治疗。

◎ 取穴定位

肝俞、胆俞、膈俞、曲垣、章门、日月、梁门、太乙、阳陵泉、胆囊。

胆囊炎

胆囊炎是胆囊的常见病，在腹部外科中其发病率仅次于阑尾炎，多见于35～55岁的中年人，女性发病较男性为多，尤多见于肥胖且多次妊娠的妇女。

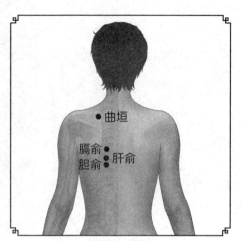

膈俞

在第七胸椎棘突下，旁开1.5寸处。

肝俞

在第九胸椎棘突下，旁开1.5寸处。

胆俞

在第十胸椎棘突下，旁开1.5寸处。

曲垣

在肩胛骨冈上窝内侧端，当臑俞与第二胸椎棘突连线的中点处。

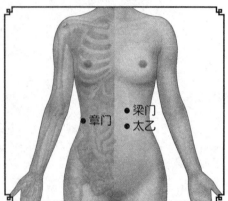

章门

在第十一肋游离端下方。

日月

在乳头直下，第七肋间隙，前正中线旁开4寸处。

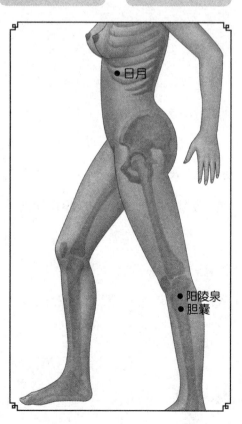

梁门

在上腹部，当脐上4寸，前正中线旁开2寸处。

太乙

在上腹部，当脐中上2寸，前正中线旁开2寸处。

阳陵泉

在小腿外侧，当腓骨小头前下方凹陷处。

胆囊

在阳陵泉穴下1～2寸处，以压痛敏感点为穴。

◎ 症状表现

常见症状表现有：

（1）排便困难，同时有剧烈腹痛、腹胀及呕吐等症状，即急性便秘，应考虑有肠梗阻的可能。

（2）便秘与腹泻交替，并有脐周或中、下腹部隐痛时，多提示为肠结核或腹腔内结核、克罗恩病、慢性溃疡性结肠炎或肠易激综合征等病变。

（3）下腹部或直肠、肛门内胀痛不适，用力解出坚硬而粗大的粪团后胀痛减轻，多提示为直肠性便秘，即排便刺激减弱；如果是左下腹隐痛不适，解出呈栗子状的坚硬粪团后，隐痛缓解，多提示结肠痉挛或肠易激综合征。

◎ 刮痧调理

便秘的治疗和调理，可用以下刮痧方法：

（1）实证便秘：先刮颈部大椎穴，然后刮背部肾俞穴至大肠俞、小肠俞二穴，再刮腹部天枢穴，最后刮内庭穴。

（2）虚证便秘：先刮背部肾俞至大肠俞、小肠俞二穴，然后刮腹部天枢穴至气海穴，再刮下肢三阴交穴，最后刮下肢外侧足三里穴。

◎ 保健方法

（1）养成良好的排便习惯，每天把大便安排在合理时间，每到时间就去上厕所，养成一个良好的排便习惯。不要人为地控制排便感，如果经常拖延大便时间，破坏良好的排便习惯，可使排便反射减弱，引起便秘。

（2）积极锻炼身体，可使胃肠活动加强、食欲增加，膈肌、腹肌、肛门肌得到锻炼；提高排便动力，预防便秘。

便秘

便秘是消化系统疾病的常见症状，是指多种原因造成的大便次数减少和粪便干燥难解。正常人每天排便一次，有的2～3天一次，只要无排便困难及其他不适均属正常。一般每周排便少于2～3次，即所进食物的残渣在48小时内未能排出，即可称为便秘。

◎ 取穴定位

大椎、肾俞、大肠俞、小肠俞、天枢、内庭、气海、三阴交、足三里。

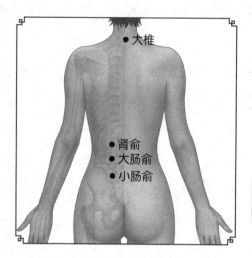

大椎

后正中线上，在第七颈椎棘突下凹陷中。

肾俞

在第二腰椎棘突下，旁开1.5寸处。

大肠俞

在第四腰椎棘突下，旁开1.5寸处。

小肠俞

第一骶椎棘突下，旁开1.5寸，平第一骶后孔处。

天枢

在腹中部，当脐中旁开2寸处。

内庭

在足背，当第二、三趾间缝纹端赤白肉际处。

气海

在下腹部正中线上，当脐下1.5寸处。

三阴交

在小腿内侧，当足内踝尖上3寸，胫骨内侧缘后方。

足三里

在小腿前外侧，当犊鼻下3寸，距胫骨前缘一横指处。

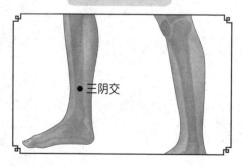

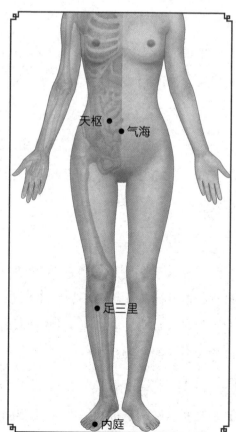

三叉神经痛

三叉神经痛有时也被称为面痛，是一种发生在面部三叉神经分布区内反复发作的阵发性剧烈神经痛，是神经外科、神经内科常见病之一。多数三叉神经痛于40岁起病，多发生于中老年人，女性尤多，其发病右侧多于左侧。

◎ 症状表现

具体症状表现为：

（1）面部三叉神经分布区阵发性剧烈疼痛，历时数秒至1～2分钟。

（2）疼痛往往由口、舌的运动或外来刺激引起，常有一"扳机点"，触之即痛，多在唇、鼻翼、眉及口腔内等处，严重者身体虚弱，卧床不起。

（3）患者疼痛发作时大多伴有眼睛流泪及流口水，偶有面部表情肌出现不能控制的抽搐，称为"痛性抽搐"。

（4）疼痛呈周期性发作，不痛期渐短，常骤然发作，无任何先兆，多为一侧。疼痛剧烈，痛如放电、刀割，常人难以忍受，甚至痛不欲生。患者常因此不敢擦脸、进食，甚至连口水也不敢下咽，从而影响正常的生活和工作。

◎ 刮痧调理

三叉神经痛的治疗和调理，可用以下刮痧方法：先刮拭头部区域的太阳、阳白、鱼腰、颊车、四白、下关等穴；再刮拭颈背部区域的风池、风门二穴；然后刮拭上肢部区域的外关、合谷二穴；最后刮拭下肢部区域的足三里、太冲、内庭三穴。

◎ 保健方法

（1）吃饭漱口、说话、刷牙、洗脸动作宜轻柔，以免诱发扳机点而引起三叉神经痛。

（2）注意头、面部保暖，避免局部受冻、受潮，不用太冷、太热的水洗面。

（3）平时应保持情绪稳定、心情平和，不宜激动，不宜疲劳熬夜，常听柔和音乐，保持充足睡眠。

◎ 取穴定位

太阳、阳白、鱼腰、颊车、四白、下关、风池、风门、外关、合谷、足三里、太冲、内庭。

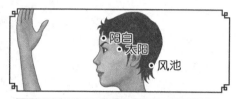

太阳

在眉梢与目外眦之间向后约1寸处凹陷中。

阳白

在前额部，当瞳孔直上，眉上1寸处。

鱼腰

在瞳孔直上，眉毛中心。

颊车

在下颌角前上方约一横指，当咀嚼时咬肌隆起最高点，按之凹陷处。

四白

在面部瞳孔直下，当眶下孔凹陷处。

下关

在面部耳前方，当颧弓与下颌切迹所形成的凹陷中。

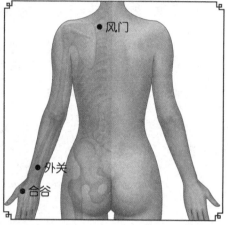

风池

在胸锁乳突肌与斜方肌上端之间凹陷中与风府穴相平处。

风门

在第二胸椎棘突下，旁开1.5寸处。

外关

在阳池与肘尖的连线上，腕背横纹上2寸，尺骨与桡骨之间。

合谷

在手背，第一、二掌骨间，当第二掌骨中点桡侧。

足三里

在小腿前外侧，当犊鼻下3寸，距胫骨前缘一横指处。

太冲

在足背第一、二跖骨接合部前凹陷中。

内庭

在足背，当第二、三趾间缝纹端赤白肉际处。

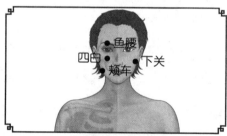

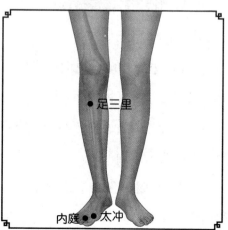

肋间神经痛

肋间神经痛又名肋间神经炎，不是一种单纯的疾病，而是一组症状，指一个或几个肋间部位发生的经常性疼痛，并有发作性加剧。其疼痛性质多为刺痛或灼痛，并沿肋间神经分布。它是老年人常见的胸痛原因之一。

◎ 症状表现

时有发作性加剧，有时被呼吸动作所激发，咳嗽、打喷嚏时疼痛加重。疼痛剧烈时可放射至同侧的肩部或背部，有时呈带状分布。

◎ 刮痧调理

肋间神经痛的治疗和调理，可用以下刮痧方法：先刮拭背部区域的肝俞、胆俞、膈俞三穴；然后刮拭胸部区域的膻中、中府二穴；最后刮拭上肢部区域的支沟穴。

◎ 保健方法

（1）注意坐姿，避免久坐不起，避免劳累。

（2）注意保暖，避免受凉。

（3）注意调整情绪，保持心情舒畅；发病时分散注意力，防止气机郁滞。

（4）胸椎部位有基础性疾病的要早期治疗，以免继发肋间神经痛。

（5）肋间神经痛发作期间注意卧床休息，对症服药，不宜长期服用止痛剂。

◎ 取穴定位

肝俞、胆俞、膈俞、膻中、中府、支沟。

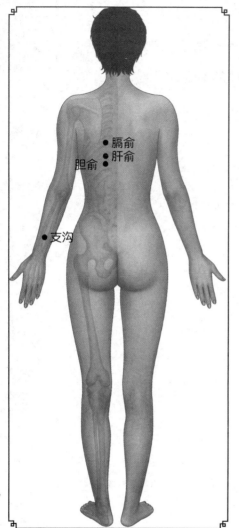

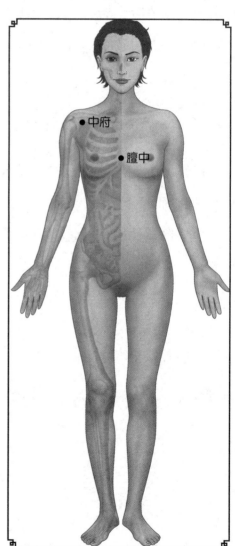

肝俞

在第九胸椎棘突下，旁开1.5寸处。

胆俞

在第十胸椎棘突下，旁开1.5寸处。

膈俞

在第七胸椎棘突下，旁开1.5寸处。

膻中

在胸部正中线上，平第四肋间处。

中府

胸前正中线旁开6寸，平第一肋间隙处。

支沟

在阳池与肘尖连线上，腕背横纹上3寸，尺骨与桡骨之间。

◎ 症状表现

若疼痛反复发作，日久会出现患侧下肢肌肉萎缩，或出现跛行。本病男性青壮年多见，近些年来尤其常见于做办公室工作和使用电脑时间过长的人群。病症单侧为多，疼痛程度及时间常与病因及起病缓急有关。

◎ 刮痧调理

坐骨神经痛的治疗和调理，可用以下刮痧方法：继发性坐骨神经痛，刮拭患侧腰夹脊、环跳、殷门、委中、承山等穴；原发性坐骨神经痛则不刮腰夹脊，从患侧环跳穴刮拭至昆仑穴。

◎ 保健方法

（1）坐骨神经痛急性期应卧硬床休息，暂不宜锻炼，疼痛剧烈时应到医院就诊；坐骨神经痛缓解期应坚持锻炼，运动后要注意保护腰部和患肢。

（2）防止风寒湿邪侵袭。风寒湿邪能够使气血受阻，经络不通。内衣汗湿后要及时换洗，防止潮湿的衣服在身上被焐干；出汗后不宜立即洗澡，待落汗后再洗，以防受凉、受风。

（3）防止细菌及病毒感染。牙齿、鼻旁窦、扁桃体等感染后，病原体产生的毒素经血液侵袭坐骨神经，既可引发本病，又能加重本病。

（4）饮食有节，起居有常，戒烟限酒，增强体质，避免或减少感染发病机会。激素类药物仅限于急性期，应避免长期服用，切忌滥用。

坐骨神经痛

坐骨神经是人体内最长的一根神经，从脊髓腰段的神经根发出，由臀部的梨状肌下方穿出，分布于大腿后方以及小腿、足部，指挥肌肉运动，传导皮肤感觉。正常人左右两侧各有一根。坐骨神经痛是指坐骨神经通路及其分布区域的疼痛，即在臀部大腿后侧、小腿后外侧和足外侧的疼痛。

◎ 取穴定位

夹脊、环跳、殷门、委中、承山、昆仑。

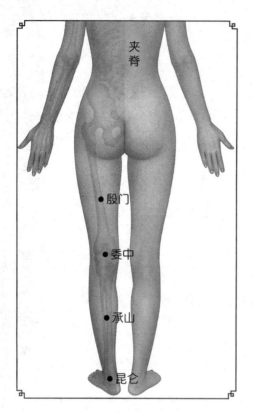

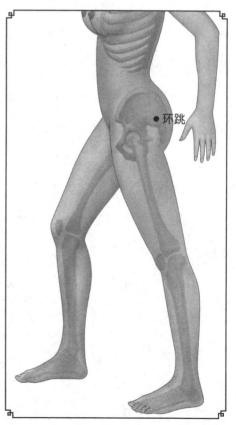

夹脊

在第一胸椎至第五腰椎的各椎棘突下旁开后正中线0.5寸处,一侧17穴,左右共34穴。

环跳

侧卧屈股,在股骨大转子高点与骶管裂孔连线的外1/3与内2/3交界处。

殷门

在承扶与委中连线上,当承扶下6寸处。

委中

在腘横纹中点,当股二头肌肌腱与半腱肌肌腱的中间。

承山

在小腿后面正中,委中与昆仑之间,当伸直小腿或足跟上提时腓肠肌肌腹下出现尖角凹陷处。

昆仑

在外踝后方,当外踝尖与跟腱之间的凹陷处。

◎ 症状表现

常见的症状大致有以下几个方面。

（1）尿频，排尿时尿道灼热、疼痛，清晨尿道口可有黏液等分泌物，有时会排尿困难。

（2）后尿道、会阴和肛门处有坠胀不适感，下蹲、大便及长时间坐在椅凳上胀痛加重。疼痛并不止局限在尿道和会阴，还会向其附近区域放射，以下腰痛最为多见。

（3）性欲减退、射精痛、射精过早症等性功能障碍，并影响精液质量，在排尿后或大便时还可以出现尿道口流白，有时会出现血精。

（4）慢性前列腺炎有时会合并有神经衰弱症，表现为乏力、头晕、失眠等；长期持久的前列腺炎症可引起身体的其他疾病，如出现结膜炎、关节炎等病变。

◎ 刮痧调理

慢性前列腺炎的治疗和调理，可用以下刮痧方法：先刮拭背部区域的肾俞、膀胱俞二穴；然后刮拭腹部区域的中极、关元二穴；最后刮拭下肢部区域的阴陵泉、三阴交、太溪、太冲等穴。

◎ 保健方法

（1）穿透气性好的内裤。阴部潮湿容易藏污纳垢，局部细菌常会乘虚而入。

（2）检查包皮是否过长，过长者要及早做包皮环切手术，防止细菌藏匿并经尿道逆行进入前列腺。

（3）及时清除身体其他部位的慢性感染病灶，防止细菌从

慢性前列腺炎

慢性前列腺炎是一种发病率较高的疾病，其病因与症状复杂多样，对男性的性功能和生育功能都有一定影响，严重地影响了生活质量。

血液进入前列腺。

（4）养成及时排尿的习惯，因为憋尿可使尿液反流进入前列腺。

（5）不久坐和长时间骑自行车，以免前列腺血流不畅。

（6）防止感冒受凉，也不要久坐在较凉的凳子上。感冒和上呼吸道感染可引起人体的交感神经兴奋，导致尿道内压增加、前列腺管收缩而妨碍前列腺液排泄，产生淤积性充血。

（7）不熬夜，加强身体锻炼，预防感冒，积极治疗身体其他部位的感染，提高机体抗病力。

（8）每日睡前可热水坐浴，定时进行前列腺按摩，可促进血液循环，有利于炎性分泌物排出。

（9）保持健康、适度的性生活。不洁性交可引起尿道炎，久治不愈后迁延并发为前列腺炎。

◎ 取穴定位

肾俞、膀胱俞、中极、关元、阴陵泉、三阴交、太溪、太冲。

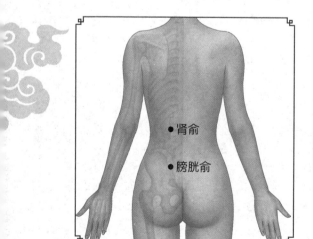

肾俞
在第二腰椎棘突下，旁开1.5寸处。

膀胱俞
在第二骶椎棘突下，旁开1.5寸，平第二骶后孔处。

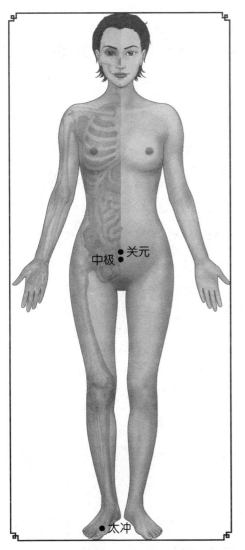

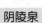

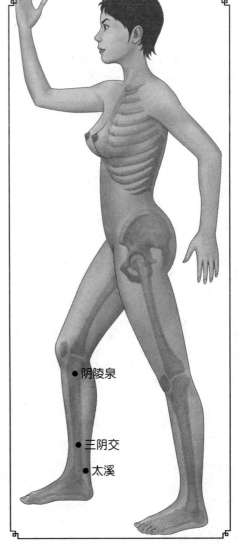

中极

在下腹部正中线上，当脐下4寸处。

关元

在下腹部正中线上，当脐下3寸处。

阴陵泉

在小腿内侧，当胫骨内侧髁下缘凹陷中。

三阴交

在小腿内侧，当足内踝尖上3寸，胫骨内侧缘后方。

太溪

在足内踝尖与跟腱之间的凹陷处。

太冲

在足背第一、二跖骨接合部前凹陷中。

尿失禁

液不自主地流出。

尿失禁，是由于膀胱括约肌损伤或神经功能障碍而丧失排尿自控能力，使尿

◎ **症状表现**

尿失禁可以发生在任何年龄及性别，尤其是女性及老年人。尿失禁除了令人身体不适，更重要的是，它会长期影响患者的生活质量，严重影响着患者的心理健康。

◎ **刮痧调理**

尿失禁的治疗和调理，可用以下刮痧方法：先刮拭背部区域的肾俞、膀胱俞二穴；再刮拭腹部区域的中极、关元二穴；最后刮拭下肢部区域的委阳、阴陵泉、三阴交、商丘、太溪等穴。

◎ **保健方法**

（1）保持良好的心态，乐观、豁达的心情，学会自己调节心境和情绪。

（2）防止尿道感染，养成良好的卫生习惯。

（3）保持有规律的性生活。

（4）加强体育锻炼，积极治疗各种慢性疾病。

（5）保持皮肤清洁干燥，经常清洗会阴部皮肤，勤换衣裤、床单、衬垫等。

（6）妇女分娩后要注意休息，不要过早负重和劳累，平时不要憋尿，还要注意减肥，如果有产伤要及时修复。

◎ **取穴定位**

肾俞、膀胱俞、中极、关元、委阳、阴陵泉、三阴交、商丘、太溪。

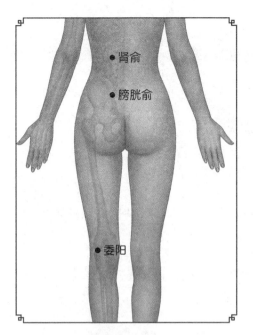

肾俞

在第二腰椎棘突下，旁开1.5寸处。

膀胱俞

在第二骶椎棘突下，旁开1.5寸，平第二骶后孔处。

中极

在下腹部正中线上，当脐下4寸处。

关元

在下腹部正中线上，当脐下3寸处。

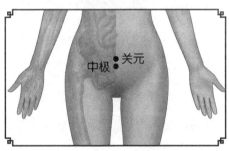

委阳

在腘横纹外侧端，当股二头肌肌腱的内侧。

阴陵泉

在小腿内侧，当胫骨内侧髁下缘凹陷中。

三阴交

在小腿内侧，当足内踝尖上3寸，胫骨内侧缘后方。

商丘

在足内踝前下方凹陷中，当舟骨结节与内踝尖连线的中点处。

太溪

在足内踝尖与跟腱之间的凹陷处。

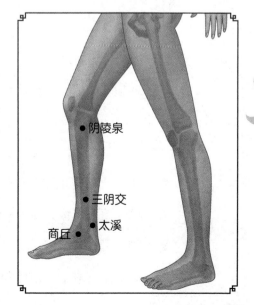

牙痛

牙痛是指牙齿因各种原因引起的疼痛，为口腔疾患中常见的症状之一，其症状常表现为牙龈红肿、遇冷热刺激痛、面颊部肿胀等。

◎ 症状表现

牙痛属于牙齿毛病的外在反应，有可能是龋齿、牙髓或犬齿周围的牙龈被感染，前臼齿出现裂痕也会引起牙痛，有时候仅是菜屑卡在牙缝内而引起不适。

◎ 刮痧调理

（1）冠周炎引起的牙痛，可用以下刮痧方法：先刮拭头颈部区域的下关、颊车、翳风、风池等穴；再刮拭上肢部区域的合谷穴；最后刮拭下肢部区域的内庭、行间二穴。

（2）牙周炎引起的牙痛，可用以下刮痧方法：先刮拭上肢部区域的三间、合谷二穴；然后刮拭下肢部区域的内庭穴。

（3）龋齿引起的牙痛，可用以下刮痧方法：先刮拭头面部区域的下关、颊车二穴；然后刮拭上肢部区域的列缺、合谷二穴；最后刮拭下肢部区域的内庭穴。

（4）牙髓炎引起的牙痛，可用以下刮痧方法：先刮拭头面部区域的颧髎、颊车、承浆、人中、迎香等穴；然后刮拭上肢部区域的合谷穴。

◎ 保健方法

（1）牙痛的家庭保健，主要是有效防止龋齿，并防止牙龈萎缩和保证牙龈清洁。

（2）生活中要减少或消除病原刺激物，减少菌斑，改变口腔环境，养成刷牙和漱口的习惯。刷牙可以清除口腔中的大部细菌，减少菌斑形成，尽可能做到早晚各刷一次，饭后漱口。刷牙要顺刷，即上牙由上往下刷，下牙由下往上刷，里里外外都刷到，还要注意刷后牙的咬合面，把牙缝和各个牙面上的食物残渣刷洗干净。切忌横刷，否则容易损伤牙龈，也不易刷净牙缝里的残渣。

（3）定期去牙医处洗牙，以清除牙石，预防牙龈炎。脾气急躁、容易动怒会诱发牙痛，故宜心胸豁达，情绪宁静。

◎ 取穴定位

下关、颊车、翳风、风池、合谷、内庭、行间、三间、列缺、颧髎、承浆、人中、迎香。

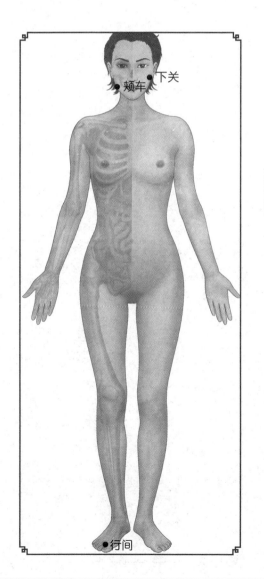

下关

在面部耳前方，当颧弓与下颌切迹所形成的凹陷中。

颊车

在下颌角前上方约一横指，当咀嚼时咬肌隆起最高点，按之凹陷处。

行间

在足背第一、二趾间缝纹端处。

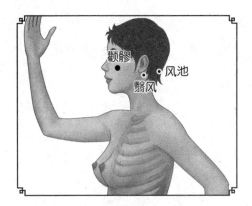

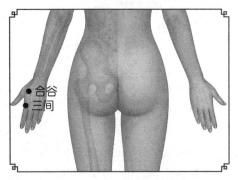

颧髎

在目外眦直下，颧骨下缘凹陷中。

承浆

在面部，当颏唇沟的正中凹陷处。

人中

位于人体的面部，当人中沟的上1/3与下2/3交点处。

迎香

在人体的面部，在鼻翼旁开约1厘米皱纹中。

翳风

在耳垂后方，当乳突与下颌角之间的凹陷处。

风池

在胸锁乳突肌与斜方肌上端之间凹陷中与风府穴相平处。

合谷

在手背第一、二掌骨间，当第二掌骨中点桡侧。

内庭

在足背，当第二、三趾间缝纹端赤白肉际处。

三间

握拳，在第二掌骨小头桡侧后凹陷中。

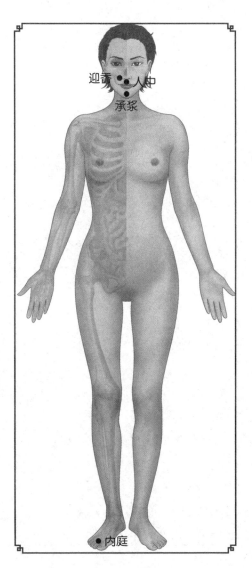

◎ 症状表现

扁平疣的症状表现主要有以下几个方面。

（1）扁平疣在发病初期颜色与皮肤一致，为米粒到黄豆大的扁平隆起，表面光滑、质地坚硬，时间长了疹子会变为浅褐色或褐色。

（2）呈散在或密集分布的浅褐色或棕黄色扁平丘疹，界线清楚，表面光滑，可因搔抓引起自身接种，即种植反应，形成串珠状或线状损害。

（3）面部尤其是额部与颊部、手背与前臂是其好发部位，颈、胸、腿或其他部位亦可受累。

（4）消退前常有突然加重的过程，这可能是有足够数量刺激机体产生抗体的过程。

（5）常在机体免疫力降低时，如感冒、发热、精神创伤、过度劳累、月经期或内分泌失调等情况下骤然发病。

（6）扁平疣多数在1～2年或更长时间后自行消退，不过也可能复发。

◎ 刮痧调理

扁平疣的治疗和调理，可用以下刮痧方法：先刮拭头部区域的双侧额旁一带，以及双侧风池穴；再刮拭背部区域中督脉的大椎穴至陶道穴；然后刮拭上肢区域中大肠经的双侧曲池穴至手三里穴；最后刮拭下肢区域中胆经的双侧中渎、阳陵泉二穴，胃经的双侧丰隆穴。

◎ 保健方法

（1）扁平疣的预防要注意经常消毒卫生器具，避免使用患者的物品用具，防止交叉感染。

扁平疣

癀」。

扁平疣是一种常见的影响美观的病毒感染性皮肤病，俗称『瘊子』或『扁

（2）身体抵抗力低下者，需加强锻炼，提高身体素质，增强抗病能力。

（3）注意防护，避免外伤及皮肤破损；对皮肤黏膜破损处应妥善处理，防止病毒乘虚而入。

（4）已发生扁平疣者，不宜搔抓，应及时到专科医院接受治疗，以免自身接种传播。

◎ 取穴定位

风池、大椎、陶道、曲池、手三里、中渎、阳陵泉、丰隆。

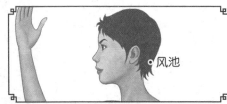

风池

在胸锁乳突肌与斜方肌上端之间凹陷中与风府穴相平处。

大椎

后正中线上，在第七颈椎棘突下凹陷中。

陶道

后正中线上，在第一胸椎棘突下凹陷中。

曲池

屈肘成直角，在肘横纹桡侧端与肱骨外上髁连线中点处。

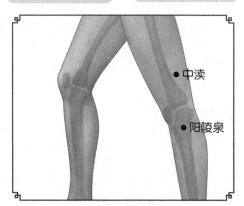

手三里

在阳溪与曲池穴连线上，当曲池下2寸处。

中渎

在大腿外侧，当风市下2寸，或横纹上5寸，股外侧肌与股二头肌之间。

阳陵泉

在小腿外侧，当腓骨小头前下方凹陷处。

丰隆

在小腿前外侧，当外踝尖上8寸，条口外，距胫骨前缘二横指。

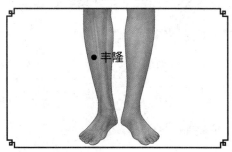

◎ 症状表现

荨麻疹有下面症状：

（1）大小不等，形状各异。常突然发生，成批出现，数小时后又迅速消退，消退后不留痕迹。但可反复发作。

（2）自觉瘙痒，可伴有腹痛、恶心、呕吐和胸闷、心悸、呼吸困难，少数有发热、关节肿胀、低血压、休克、喉头水肿、窒息等症状。

（3）接触冷水或其他冰冷物质后，受冷区出现瘙痒性水肿和风团，半小时至一小时左右可消失。

（4）多发于露出部位如颜面和手部，严重者其他部位亦可受影响。口、舌、咽部等黏膜部遇冷食物或冷饮亦可发生水肿，甚至腹痛。

荨麻疹可分为急性荨麻疹、慢性荨麻疹、血管神经性水肿与丘疹状荨麻疹等。

◎ 刮痧调理

荨麻疹的治疗和调理，可用以下刮痧方法：先刮拭背部的督脉两侧5分钟，背俞穴处要重点刮拭，以局部发红发紫为度；之后刮拭风市、阳陵泉、血海、曲池、臂臑、外关、内关、背俞等穴及背部督脉两侧。可重点点按风市、阳陵泉、血海等穴，每个穴位半分钟，以周身微汗出为最佳。

◎ 保健方法

（1）不要用手去抓：一般人对于皮肤痒的直觉反应都是赶紧用手去抓，"抓"这个动作不但不能止痒，还可能越抓越痒，主要是因为挠抓的时候，会让局部温度提高，释放出更多的组织

荨麻疹

荨麻疹俗称风团、风疹团、风疙瘩，是一种常见的皮肤病。由各种因素致使皮肤黏膜血管发生暂时性炎性充血和大量液体渗出，造成局部皮肤的损害。

145

胺（过敏原），反而会引起恶化。

（2）不要用热水敷：热水可以使局部暂时获得舒缓，但也会使血管紧张，释放出更多的过敏原，如有些人在冬天浸泡在热的温泉或是澡盆中，或是保暖过度、包在厚重的棉被里，均很有可能引发荨麻疹。

◎ 取穴定位

风市、阳陵泉、血海、曲池、臂臑、外关、内关。

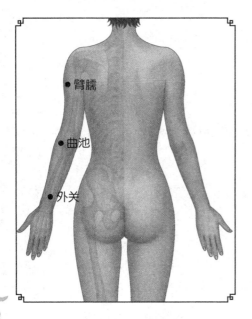

风市
在大腿外侧部的中线上，当横纹上7寸处。

阳陵泉
在小腿外侧，当腓骨小头前下方凹陷处。

血海
屈膝，在髌骨内上缘上2寸处。

曲池
屈肘成直角，在肘横纹桡侧端与肱骨外上髁连线中点处。

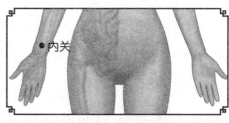

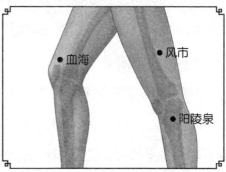

臂臑
在曲池与肩髃连线上，当曲池上7寸处。

外关
在阳池与肘尖的连线上，腕背横纹上2寸，尺骨与桡骨之间。

内关
在腕横纹上2寸，掌长肌腱与桡侧腕屈肌腱之间。

带状疱疹

◎ **症状表现**

带状疱疹的症状表现有下面几个方面。

（1）发疹前可有轻度乏力、低热、食欲差等全身症状，患处皮肤自觉灼热感或者神经痛，触之有明显的痛觉敏感，持续1～3天，亦可无前驱症状即发疹。好发部位依次为肋间神经、颈神经、三叉神经和腰骶神经支配区域。

（2）患处常首先出现潮红斑，很快出现粟粒至黄豆大小丘疹，簇状分布而不融合，继之迅速变为水疱，疱壁紧张发亮，疱液澄清，外周绕以红晕，各簇水疱群间皮肤正常；皮损沿某一周围神经呈带状排列，多发生在身体的一侧，一般不超过正中线。

（3）神经痛为主要特征之一，可在发病前或伴随皮损出现，老年患者常较为剧烈。病程一般2～3周，老年人为3～4周，水疱干涸、结痂脱落后留有暂时性淡红斑或色素沉着。

◎ **刮痧调理**

（1）肝胆火旺引起的疱疹的治疗和调理，可用以下刮痧方法：先刮背部胆俞穴，再刮皮疹水疱局部，然后刮前臂外关穴，然后刮下肢血海、曲泉二穴，最后重刮足部侠溪、太冲二穴。

（2）脾经湿热引起的疱疹的治疗和调理，可用以下刮痧方法：先刮皮疹水疱局部，再刮下肢内侧血海穴至三阴交穴，然后刮足背部内庭穴。

（3）瘀血阻络引起的疱疹的治疗和调理，可用以下刮痧方法：直接刮拭疱疹部位的阿是穴。

◎ **保健方法**

（1）带状疱疹的治疗原则是止痛、消炎、抑制病毒和防止继发感染。患者不要盲目进行烫洗或乱涂药物，以免引起皮肤感染或接触性皮炎。

（2）要保持室内整洁、通风；患者卧床休息；勤擦浴，保持皮损处清洁；保持床铺清洁、平整、柔软，勤更换衣服、被单。

（3）加强营养，多饮水，饮食要清淡易消化，避免辛辣、酒等刺激性饮食。

（4）局部采用暴露疗法，患处皮肤避免受压或衣服摩擦，减少疱疹渗出，促进吸收，保持皮肤干燥。

（5）及时修剪指甲，禁用抓搔，以免引起感染；注意皮肤破损情况及全身症状。

◎ 取穴定位

胆俞、外关、血海、曲泉、侠溪、太冲、三阴交、内庭、阿是穴。

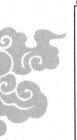

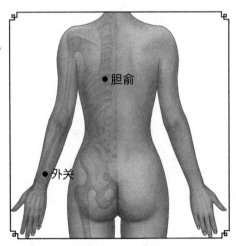

胆俞	外关
在第十胸椎棘突下，旁开1.5寸处。	在阳池与肘尖的连线上，腕背横纹上2寸，尺骨与桡骨之间。

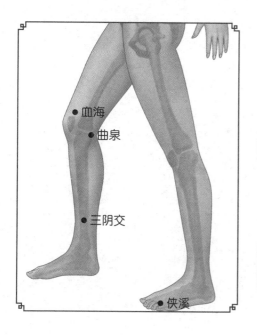

血海

屈膝，在髌骨内上缘上2寸处。

曲泉

屈膝，在膝内侧横纹头上方凹陷中。

侠溪

在足背第四、五趾间缝纹端处。

太冲

在足背第一、二跖骨接合部前凹陷中。

三阴交

在小腿内侧，当足内踝尖上3寸，胫骨内侧缘后方。

内庭

在足背，当第二、二趾间缝纹端赤白肉际处。

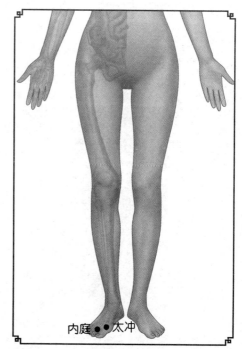